Solved Question Bank (In Hindi)

साइकोलॉजी एवं सोशियोलॉजी

Psychology and Sociology

For GNM Students
Previous 5 Years Question Papers

Solved Question Bank (In Hindi)

साइकोलॉजी एवं सोशियोलॉजी

Psychology and Sociology
For GNM Students
Previous 5 Years Question Papers

Second Edition

Arjita Sengar PhD(N) MSc(N) BSc(N)
Professor
Vivekananda College of Nursing
Lucknow, Uttar Pradesh
India

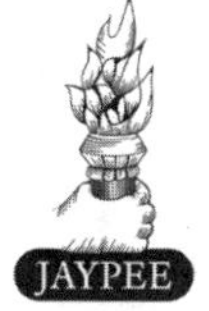

JAYPEE

JAYPEE BROTHERS MEDICAL PUBLISHERS
The Health Sciences Publisher
New Delhi | London

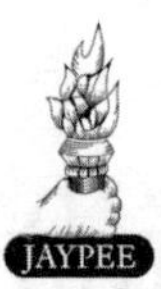

JAYPEE **Jaypee Brothers Medical Publishers (P) Ltd**

Headquarters
Jaypee Brothers Medical Publishers (P) Ltd
EMCA House, 23/23-B
Ansari Road, Daryaganj
New Delhi 110 002, India
Landline: +91-11-23272143, +91-11-23272703
+91-11-23282021, +91-11-23245672
Email: jaypee@jaypeebrothers.com

Corporate Office
Jaypee Brothers Medical Publishers (P) Ltd
4838/24, Ansari Road, Daryaganj
New Delhi 110 002, India
Phone: +91-11-43574357
Fax: +91-11-43574314
Email: jaypee@jaypeebrothers.com

Overseas Office
J.P. Medical Ltd
83, Victoria Street, London
SW1H 0HW (UK)
Phone: +44 20 3170 8910
Fax: +44 (0)20 3008 6180
Email: info@jpmedpub.com

Website: www.jaypeebrothers.com
Website: www.jaypeedigital.com

साइकोलॉजी एवं सोशियोलॉजी *[Solved Question Bank (In Hindi): Psychology and Sociology]*

First Edition: 2015

Second Edition: **2024**

ISBN: 978-93-5696-456-3

Printed in India at Sterling Graphics Pvt. Ltd.

प्रस्तावना दूसरा संस्करण

नर्सिंग एक ऐसा प्रोफेशन है, जिसमें निरंतर कई प्रकार के कौशल एवं ज्ञान की वृद्धि दिन प्रतिदिन बढ़ रही है। जी.एन.एम. एक ऐसा कोर्स है जो इससे सक्रिय रूप से प्रभावित होता है। मेरी हमेशा से यही कोशिश रही है कि इन छात्रों के लिए नर्सिंग की शिक्षा को जितना सरलता से पढ़ाया जाए, उतना ही इनको लाभ होगा।

उत्तर भारतीय भाषा को ध्यान में रखते हुए एवं प्रथम संस्करण की सफलता के बाद इस संस्करण को पुनः प्रकाशित किया जा रहा है।

इस संस्करण में भी हमनें पुराने संस्करण के मूल को कायम रखा है, जैसे सरल हिन्दी भाषा, आवश्यक अंग्रेजी शब्दों का उपयोग तथा इंडियन नर्सिंग कौंसिल के प्रस्तावित पाठ्यक्रम के अनुरूप का पालन करना।

इस संस्करण में हिन्दी भाषी राज्यों द्वारा की जाने वाली परीक्षा के पिछले पाँच वर्षों के पेपर को हल किया गया है तथा साथ ही विगत दस वर्षों में हुई परीक्षाओं के प्रश्नों को Short notes, Long notes, MCQ's, Fill in the blanks एवं True or False के रूप में सम्मिलित किया गया है, ताकि छात्रों के पास पिछले पाँच वर्षों के प्रश्नपत्रों का कोष रहे एवं प्रत्येक परीक्षा में वे अधिक से अधिक लाभांन्वित रहें।

इस पुस्तक को लिखने का मुख्य उद्देश्य है, कि छात्रों को एक ही पुस्तक में सभी समस्याओं का सरल एवं उचित हल मिले तथा उन्हें परीक्षा उत्तीर्ण करने में कोई परेशानी न हो।

अर्जिता सेंगर

प्रस्तावना पहला संस्करण

मुझे अत्यंत खुशी है कि मुझे यह सौभाग्य मिला कि मैं GNM के छात्रों के लिए 'साइकोलॉजी एवं सोशियोलॉजी' के हल प्रश्न पत्र, हिन्दी भाषा में प्रस्तुत कर सकूँ।

GNM छात्रों को पढ़ाने के दौरान मैंने पाया कि इन छात्रों के लिए हिन्दी भाषा में ऐसे हल प्रश्न पत्र उपस्थित नहीं हैं, जो उन्हें परीक्षा में आने वाले प्रश्नों का सही उत्तर प्रदान कर सके। इसी बात को ध्यान में रखकर मैंने हिन्दी में ली जाने वाली परीक्षा के प्रश्न हल किए तथा उन्हें पुस्तक के रूप में प्रस्तुत किया। इस पुस्तक में प्रश्नों के उत्तर इस प्रकार दिए गए हैं, कि यह न सिर्फ Indian Nursing Council (INC) द्वारा प्रस्तावित पूर्ण पाठ्यक्रम को कवर करे, बल्कि साथ ही यह प्रत्येक राज्य में हिन्दी भाषा में होने वाली GNM की परीक्षा में भी छात्रों को लाभान्वित कर सके।

इस पुस्तक को लिखते समय इस बात पर विशेष ध्यान दिया गया है कि इसकी भाषा सरल हिन्दी में हो। साथ ही तकनीकी एवं चिकित्सकीय शब्दों के लिए अंग्रेजी का भी प्रयोग किया गया है। परीक्षा के हल प्रश्नों के अलावा, परीक्षा में संभावित, आवश्यक एवं अतिरिक्त प्रश्नों को भी इस पुस्तक में Short notes, Long notes, MCQs, Fill in the blanks एवं True or False के रूप में सम्मिलित किया गया है, ताकि यह छात्रों को सहायता प्रदान कर सके एवं परीक्षा की तैयारी करते समय, सभी प्रश्नों के उत्तर एक ही पुस्तक में मिल जाए।

इस पुस्तक को लिखते समय GNM छात्रों की आवश्यकताओं पर विशेष ध्यान दिया गया है तथा इसे पूरे ध्यान एवं सतर्कता के साथ पूरा किया गया है।

अर्जिता सेंगर

अभिस्वीकृति

इस पुस्तक को पूरा करना मेरे अकेले की उपलब्धि नहीं है। ऐसे कई लोग हैं, जिनके बिना इस पुस्तक का पूरा होना संभव नहीं था। इस पुस्तक को पूरा करने में कई लोगों ने प्रत्यक्ष एवं अप्रत्यक्ष रूप से मेरी सहायता की एवं मुझे अपना सहयोग दिया। इस कार्य को पूरा करने में कुछ विशेष लोगों का आशीर्वाद, प्यार, प्रोत्साहन एवं मार्गदर्शन मिला, जिन्हें मैं दिल से धन्यवाद करना चाहती हूँ।

सबसे पहले मैं उस परमपिता परमेश्वर का धन्यवाद करना चाहूँगी जिनका आशीर्वाद सदा मेरे ऊपर रहता है तथा जो मुझे जीवन में अच्छे एवं बुरे समय में आगे बढ़ते रहने का साहस देते हैं।

मैं धन्यवाद करना चाहती हूँ मेरे पिताश्री एसके सिंह जी का, मेरी माँ श्रीमती अरुणलता सिंह जी का एवं मेरी सास श्रीमती नमिता यादव जी का जिनका आशीर्वाद हमेशा मेरे साथ रहता है तथा जो हमेशा यह कामना करते हैं, कि मुझे जीवन में सफलता मिले।

मैं Vivekananda Polyclinic and Institute of Medical Sciences, Lucknow के सेक्रेटरी स्वामी मुक्तिनाथानंद की अत्यंत आभारी हूँ जिनके सहयोग एवं मार्गदर्शन से इस पुस्तक का कार्य सरलता से संभव हो पाया।

मैं अपने GNM छात्रों की भी आभारी हूँ, जिनकी आवश्यकता एवं जिज्ञासा ने मुझे यह विचार दिया कि मैं उनके लिए यह पुस्तक लिखूं। उनके बिना इस पुस्तक का अस्तित्व संभव नहीं है।

इस पुस्तक को यहाँ तक पहुँचाना कदापि संभव न हो पाता, यदि मेरे पति श्री अंकित यादव ने मेरा साथ न दिया होता। उनके निरंतर प्रोत्साहन, सहयोग एवं विश्वास के कारण ही मैं यह कार्य पूरा करने में सक्षम रही।

मैं मेसर्स जेपी ब्रदर्स मेडिकल पब्लिशर्स (प्रा.) लिमिटेड, नई दिल्ली, की पूरी टीम की बहुत आभारी हूँ, जिन्होंने मेरी मदद की और मार्गदर्शन किया। श्री जितेंदर पी विज (ग्रुप चेयरमैन), श्री अंकित विज (मैनेजिंग डायरेक्टर), श्री एम.एस. मनी (ग्रुप प्रेसिडेन्ट), डॉ मधु चौधरी (डायरेक्टर–एजुकेशन पब्लिशिंग), सुश्री पूजा भंडारी [डायरेक्टर–प्रोडक्शन (बुक्स और जर्नल)], सुश्री सुनीता काटला (एग्जीक्युटिव असिस्टेंट, ग्रुप चेयरमैन और पब्लिशिंग मैनेजर), श्री अजय कुमार शर्मा [डिप्टी जनरल मैनेजर (बुक्स और जर्नल)], सुश्री समीना खान (एग्जीक्युटिव असिस्टेंट, डायरेक्टर–एजुकेशन पब्लिशिंग), सुश्री जितिका रॉयल (कंटेंट स्ट्रेटेजिस्ट–नर्सिंग), श्री राजेश शर्मा (प्रोडक्शन कोऑर्डिनेटर), सुश्री सीमा डोगरा (कवर विजुअलाइज़र), नेहा वर्मा (ग्राफिक डिजाइनर), श्री मिथिलेश सिंह (प्रुफ़रीडर), श्री दीप कुमार (टाईपसेटर) और उनकी टीम के सदस्यों को इस परियोजना में काम करने और इसे सफल बनाने के लिए उनके पूरे सहयोग के लिए धन्यवाद। उनके सहयोग के बिना मैं यह प्रोजेक्ट पूरा नहीं कर पाती।

अनुक्रमाणिका

Solved Papers

Course: Diploma in General Nursing and Midwifery　　**Code:** 4508

Subject: Psychology and Sociology　　**M. Marks:** 75

Time: 3 hours

---

1 **Four options of answer of each question are given, only one option is correct, Choose and write only the correct option after writing Question No.**　　**5**

1.1 **Father of modern Sociology is ....**

आधुनिक समाजशास्त्र के जनक ....

(a) Pavlov (पावलोव)

(b) Maciver and page (मैकआइवर और पेज)

(c) Auguste Comte (ऑगस्टे कॉम्टे)

(d) Freud फ्रायड

उत्तर (c) Auguste Comte (ऑगस्टे कॉम्टे)　　1

1.2 **Psychological theory was developed by**

(a) Jean piaget (जीन पियागेट)

(b) Erik Erickson (एरिक एरिकसन)

(c) Meleau (मेलो)

(d) Dr. Carl. G. (डॉ. कार्ल. जी.)

उत्तर (b) Erik Erickson (एरिक एरिकसन)　　1

1.3 **On which date did the Hindu Marriage Act come into force?**

हिंदू विवाह अधिनियम किस तिथि को लागू हुआ?

(a) 18 May 1954

(b) 18 May 1955

(c) 18 May 1956

(d) 18 May 1957

उत्तर (b) 18 May 1955　　1

1.4 **The study of the mental processes is called:**

मानसिक प्रक्रियाओं का अध्ययन कहलाता है–

(a) Cognitive psychology (संज्ञानात्मक मनोविज्ञान)

(b) Clinical psychology (नैदानिक मनोविज्ञान)

      (c) Behavioral psychology (व्यवहार मनोविज्ञान)

      (d) Biopsychology (बायोसाइकोलॉजी)

उत्तर (c) Behavioral psychology (व्यवहार मनोविज्ञान)   1

1.5 **In what year was the Dowry Prohibition Act enacted?**

     दहेज निषेध अधिनियम किस वर्ष लागू किया गया था?

      (a) 1960

      (b) 1961

      (c) 1962

      (d) 1963

उत्तर (b) 1961   1

2. **Choose right and wrong in the following statements:**   5

2.1 **Rural community consist of people living in village.**

     ग्रामीण समुदाय में गाँव में रहने वाले लोग शामिल होते हैं।

उत्तर सही   1

2.2 **Normal IQ is 70–80.**

     सामान्य आईक्यू सीमा 70 से 80 के बीच होती है।

उत्तर गलत   1

2.3 **Learning is a process of modification of behavior.**

     शिक्षा एक व्यवहार की संशोधन प्रक्रिया है।

उत्तर सही   1

2.4 **Hunger is a biological motive.**

     भूख एक जैविक प्रेरणा है।

उत्तर सही   1

2.5 **Exogamy is marriage outside the group.**

     बाह्य ग्रुप के बाहर विवाह को एक्सोगेमी कहा जाता है।

उत्तर सही   1

3. **Fill up the blanks:**   5

3.1 **Immoral Traffic Act is to prevent** ....

     अनैतिक व्यापार अधिनियम रोकने के लिए है ....

उत्तर Trafficking and sexual exploitation   1

3.2 ....**was the first person to use projection for personality assessment**

     .... व्यक्तित्व मूल्यांकन के लिए प्रक्षेपण का उपयोग करने वाले पहले व्यक्ति थे।

उत्तर Sigmund Freud   1

3.3 **False perception with external stimuli is** ....

     बाहरी उत्तेजनाओं के साथ गलत धारणा है.....................

उत्तर Illusion   1

3.4 **Reasoning is regarded as the highest type of** ....
तर्कशक्ति को उच्चतम प्रकार का माना जाता है ....

उत्तर Memory   1

3.5 **Method of self observation is called** ....
आत्म निरीक्षण की विधि को .... कहा जाता है।

उत्तर Introspection   1

4. **Write short notes on any 4 of the following.**

4.1 **Write about population explosion. (जनसंख्या विस्फोट के बारे में लिखें।)**

उत्तर जनसंख्या विस्फोट के अर्थव्यवस्था पर दुष्प्रभाव। (Ill effects of population explosion on economy).

- व्यापक गरीबी बढ़ना।
- खाद्य आपूर्ति के अभाव का बढ़ना, जिससे खाद्य सामाग्री का आयात बढ़ता है।
- अभाव एवं आपूर्ति में कमी के कारण मँहगाई में बढ़ोत्तरी होना।
- राष्ट्र की विकास की दर को धीमा करना तथा देश की अर्थव्यवस्था पर अतिरिक्त एवं अत्यधिक भार का पड़ना।
- बेरोजगार लोगों की संख्या में दिन प्रतिदिन बढ़त होना।
- प्रति व्यक्ति आय का निम्न स्तर पर पहुँचाना।
- लोगों के रहन सहन के स्तर में गिरावट आना।
- औद्योगीकरण में बाधाएँ उत्पन्न होना।
- जनसंख्या के नियंत्रण के लिए परिवार नियोजन एवं जनसंख्या नियंत्रण पर व्यय।

जनसंख्या नियंत्रण के उपाय। (Measures to control population)

- शिक्षा स्तर में वृद्धि विशेषकर:
  - स्त्री शिक्षा
  - स्वास्थ्य शिक्षा
  - यौन शिक्षा
- विवाह सम्बन्धी सुधार
  - बाल विवाह रोकना।
  - बहु विवाह रोकना।
  - कम आयु में अनिवार्य विवाह रोकना।
- मनोरंजन के साधनों में वृद्धि करना
- परिवार कल्याण कार्यक्रमों जैसे परिवार नियोजन पर महत्व देना एवं उनका अधिक प्रचार करना।
- परिवार कल्याण कार्यक्रमों का सफल संचालन करना।
- गर्भपात के नियमों को सरल एवं उदार बनाना।

- जनसंख्या नियंत्रण हेतु उच्च स्तर पर अभियान चलाना।
- जनसंख्या सम्बन्धित अनुसंधान को बढ़ावा देना।
- आर्थिक विकास का न्यायसंगत वितरण करना।

4.2 Juvenile delinquency. (बाल अपराध)

उत्तर वर्ष 2022 की प्रश्न संख्या 4.2 देखें।

4.3 Characteristics of women empowerment. (महिला सशक्तिकरण की विशेषताएँ।)

उत्तर महिला सशक्तिकरण की विशेषताएँ।

Characteristic of women empowerment

- महिलाएँ दूसरों के साथ अपना भी ख्याल रखती है: ऐसी महिलाएँ जो मेंटली मजबूत होती हैं, वे हमेशां दूसरों का ख्याल बखूबी रखती हैं, पर इससे पहले वे खुद का ख्याल रखना भी जानती है। उनका सकारात्मक व्यवहार लोगों को खूब पसंद आता है।
- यह महिलाएँ सकारात्मक सोचती हैं: यदि महिला का सोच सकारात्मक है तो वह दूसरों पर ध्यान देने की जगह अपने काम पर फोकस करेगी। वह स्वयं सकारात्मक एवं खुश रहती है तथा दूसरों को खुश रखती है।
- संसाधनों को एकजुट करने की क्षमता होती है: ऐसी महिलाएँ मुश्किल हालातों में भी खुद को संभालना और मजबूती से खड़े रहना जानती हैं। ऐसी महिलाओं को कम में भी गुजारा करना आता है तथा जरुरत के समय वो संसाधनों को एकजुट कर, काम पूरा कर लेती हैं।
- आत्मविश्वास बनाए रखती हैं: सशक्त महिलाएँ अपने आत्मविश्वास को बनाए रखती हैं। किसी भी परिस्थितो में वह अपने आप को प्रभावित नहीं होने देती हैं।
- रिजेक्शन को अच्छे से स्वीकार करने की हिम्मत रखती है: सशक्त महिलाएँ जीवन में मिलने वाले रिजेक्शन को चुनौती की तरह स्वीकार करती है तथा परिस्थित के अनुसार अपने आप को संभाल कर वह आगे बढ़ जाती है।

4.4 Explain the factors affecting personality. (व्यक्तित्व को प्रभावित करने वाले कारकों की व्याख्या करें।)

उत्तर वर्ष 2019 की प्रश्न संख्या 5.3 देखें।

4.5 Write about the theories of memory. (स्मृति के सिद्धांतों के बारे में लिखें।)

उत्तर स्मृति के सिद्धांत (Theories of memory).

- मल्टी स्टोर मॉडल (Multi store model): इसे Atkinson तथा Shiffrin ने प्रस्तावित किया था। उनके अनुसार स्मृति तीन स्तरों में पाई जाती है पहला sensory, दूसरा short term एवं तीसरा long term. यह स्मृति हमारे अभ्यास के स्तर द्वारा एक स्तर से दूसरे स्तर में पहुँचती है।

Sensory state $\xrightarrow{\text{अभ्यास}}$ short term state $\xrightarrow{\text{अभ्यास}}$ long term state

- प्रोसेसिंग स्तर (Levels of processing)– यह थ्योरी Craik एवं Lockhart द्वारा दी गई थी। इनके अनुसार स्मृति तीन स्तरों में नहीं रहती बल्कि यह स्मृति की quality तथा अभ्यास के दर एवं क्षमता पर निर्भर करती है। इसके अनुसार किसी चीज को हम जितना अभ्यास करेंगे, या प्रक्रिया को दोहराएँगे उतनी ही मजबूत स्मृति बनेगी।

- वर्किंग मेमोरी मॉडल (Working memory model) यह थ्योरी Baddeley एवं Hitch ने दी थी। इस थ्योरी के दो कारक (component) हैं।
  - आँख–जगह का चित्रण (Visuo-spatial sketchpad)
  - सुनना–ध्वनि का लूप (articulatory and phonological loop)
  - यह दोनों कारक एक दूसरे से अलग काम करते हैं लेकिन एक केन्द्रिय तंत्र द्वारा नियंत्रित किए जाते हैं जो सारी जानकारी को लेकर एक स्मृति बना देता है। इसके द्वारा व्यक्ति अपने आप–पास की वस्तुओं को देख पाता है, सुन पाता है एवं स्मरण कर पाता है एवं आवश्यकता अनुसार उन्हें याद कर पाता है।

- मिलर्स मेजिक नम्बर (Miller's magic number): यह थ्योरी मिलर्स (Miller) ने प्रस्तावित की थी, जिसके अनुसार कोई व्यक्ति 7 अंको के नम्बर को याद रख पाता है पर 10 अंकों के नम्बर को याद रखने में उसे कठिनाई हो सकती है। इसलिए उन्होंने 7+/–2 का फार्मूला दिया है।

- मेमोरी डिके (Memory decay) यह थ्योरी Peterson एवं Peterson ने प्रस्तावित की थी, जिनके अनुसार समय गुजरने के साथ स्मृति घटती जाती है।

- बाधा की थ्योरी (Theory of interference): इस थ्योरी के अनुसार जब नई स्मृति बनती हैं तो पुरानी स्मृति घट जाती हैं या भूल जाती है।

- गलत स्मृति (False memory): यदि लम्बे समय तक व्यक्ति को कोई सूचना दी जाए (चाहे वो गलत हो) वह उसके मस्तिष्क में घर कर जाती है एवं स्मृति बन जाती है।

4.6 Factors affecting attention. (ध्यान को प्रभावित करने वाले कारक।)

उत्तर वर्ष 2022 की प्रश्न संख्या 5.2 देखें।

5. Answer in details of any 4 of the following:

5.1 Write about the social problems in India. Explain about alcoholism. भारत में सामाजिक समस्याओं के बारे में लिखें। शराबबंदी के बारे में बताएं)

उत्तर भारत में सामाजिक समस्याएं (Social problems in India)

- अविवाहित माताएँ (Unmarried mothers)–
  - यदि शादी के पूर्व ही स्त्री माँ बन जाए तो उसे अविवाहित माता कहते हैं।
  - भारतीय समाज में इसे एक कलंक के रूप में देखते हैं तथा इसे निम्न दृष्टि से देखा जाता है।

- मादक पदार्थों का दुरूपयोग (Drug abuse)
  - जब व्यक्ति को ऐसे पदार्थ के दुरूपयोग या व्यसन लग जाए एवं यह रोगी की शारीरिक एवं मानसिक क्रियाओं को प्रभावित करने लगे, उसे मादक पदार्थों का दुरूपयोग कहते हैं।
- विकलांग नागरिक (Handicapped citizen)
  - जब व्यक्ति में कोई शारीरिक असमर्थता होती है या उसका कोई शारीरिक भाग नहीं होता, जो उसे कार्य में असक्षम बनाता है, उसे विकलांग कहते हैं।
- गरीबी (Poverty)
  - जब व्यक्ति अपने दिन प्रतिदिन की आवश्यकताओं को अधिक कठिनाई से पूरा करता है और अपने आश्रितों की इच्छा पूरी करने तथा उन्हें मानसिक, शारीरिक एवं भौतिक सुरक्षा प्रदान करने में असक्षम होता है, तो उसे गरीबी (poverty) कहते हैं।

अल्कोहोलिस्म या मद्यपानता (Alcoholism)

परिभाषा– जब व्यक्ति शराब का सेवन इस सीमा तक करता है कि उसका व्यक्तिगत, पारिवारिक, सामाजिक एवं व्यावसायिक जीवन प्रभावित होने लगे तो उसे मद्यपानता (alcoholism) कहते हैं।

कारण (Causes)

- मद्यपान से जुड़ी सामाजिक प्रतिष्ठा (Social status associated with alcohol consumption)
- दिन प्रतिदिन के तनाव से मुक्ति का उपाय (Measure taken to reduce daily stress)
- दोस्तों का दबाव (Pressure of friends)
- शौक (Hobby)
- घरेलू तनाव (Domestic tension)
- शराब का आसानी से उपलब्ध होना (Easy availability of alcohol)
- कुंठा (Frustration)
- मीडिया एवं फिल्मों का प्रभाव (Effect of media and films)
- तनाव, असफल प्रेम, असफल भविष्य (Tension, love failure, carrier failure)

मद्यपानता के दुष्प्रभाव (Ill effects of alcoholism)

- व्यक्ति के व्यक्तित्व का विघटन (Personal disintegration) हो जाता है।
- परिवार का विघटन (Family disintegration) मुख्यतः होता है।
- स्वास्थ्य का निम्न स्तर पर गिरना (Poor health)
- कार्य कुशलता में कमी आना (Poor performance)

- घर की आर्थिक व्यवस्था का डगमगाना तथा निर्धनता की ओर अग्रसर होना (Imbalanced domestic economy and race towards poverty)
- व्यक्ति में मानसिक संतुलन की कमी हो जाती है (Mental unstability)
- अपराध का या अपराध की भावना का जन्म लेना। (Birth of crime or crime related thoughts)
- सामाजिक विघटन (Social disintegration)

मद्यपानता पर नियंत्रण के उपाय (Remedial measures to control Alcoholism)

- शराब के विरुद्ध सामाजिक अभियान चलाना।
- लोगों को शराब के दुष्प्रभावों से समबन्धित स्वास्थ्य शिक्षा देना एवं व्यापक स्तर पर स्वास्थ्य शिक्षा अभियान चलाना।
- सामाजिक मनोरंजनों के साधनों में वृद्धि करना।
- महिलाओं को विशेषकर इस बारे में शिक्षित करना तथा अभियान में सक्रिय रुप से शामिल करना।
- शराब की ब्रिकी के केन्द्रों को सीमित एवं नियंत्रित रखना।
- सामाजिक कार्यक्रमों जैसे शादी, क्लब या अन्य समारोह में शराब पर प्रतिबन्ध लगाना।
- सरकार द्वारा इसके नियंत्रण के लिए नीति या कानून बनाना।
- शराब के नशे में किए गए अपराधों के लिए उचित एवं कठिन दण्ड देना।

5.2   Define drug addiction. Write signs and symptoms of drug addiction. Role of nurse in prevention of drug addiction.

नशीली दवाओं की लत को परिभाषित करें नशीली दवाओं की लत के संकेत और लक्षण लिखें। नशीली दवाओं की लत की रोकथाम में नर्स की भूमिका।

उत्तर

- जब व्यक्ति को ऐसे पदार्थ के दुरूपयोग या व्यसन लग जाए एवं यह रोगी की शारीरिक एवं मानसिक क्रियाओं को प्रभावित करने लगे, उसे मादक पदार्थो का दुरूपयोग कहते हैं।
- इन पदार्थो का उपयोग व्यक्ति इसलिए करता है क्योंकि उसे इनके प्रभाव में खुशी, आराम एवं तनाव से मुक्ति का अहसास होता है तथा धीरे–धीरे व्यक्ति इन्हीं भावनाओं को पाने के लिए, इन पदार्थो का निरंतर उपयोग शुरू कर देता है।
- यह उपयोग इस सीमा तक बढ जाता है, कि व्यक्ति को अपने शरीर को संचालित करने के लिए इन मादक पदार्थो का उपयोग करना अनिवार्य हो जाता है। यदि व्यक्ति ऐसा नहीं करता तो उसे अपने शरीर को संचालित करने में बाधा होती है।

मादक पदार्थों के दुरूपयोग के कारण (Causes of drug abuse)

* दोस्तों का दबाव।
* रोमांच एवं प्रसन्नता के लिए उपयोग।
* पारिवारिक असर।
* टूटते परिवार।
* अभिभावक द्वारा उपेक्षा।
* तनाव मुक्ति के उपाय के लिए प्रयोग।
* मादक पदार्थों की असानी से उपलब्धता।
* उत्सुकता की संतुष्टि के लिए प्रयोग।
* अस्वस्थ पारिवारिक या सामाजिक वातावरण।
* शहरीकरण / औद्योगीकरण।
* असंतोष एवं कुंठा।
* अपने आप को स्वतंत्र एवं उन्मुक्त समझना।

मादक पदार्थ Addicts के लक्षण

* मादक पदार्थों की प्रबल इच्छा (Craving for drugs)
* शारिरिक लक्षण
    - कंपन।
    - नींद नहीं आना।
    - भूख नहीं लगना।
    - शक्ति क्षीण होना।
* मानसिक लक्षण
    - चिड़चिड़ापन।
    - अनैतिक आचरण।
    - आत्महत्या की प्रवृत्ति।
* सामाजिक लक्षण
    - किसी भी कार्य से मन हटना।
    - अनुत्तरदायी व्यवहार।
    - आपराधिक प्रवृत्ति।
    - घर, स्कूल, उद्योग से अनुपस्थित रहना।

Drug Addiction की रोकथाम के उपाय (Remedial measures to control drug addiction)

* मादक पदार्थ की तस्करी पर प्रतिबंध लगाना।
* मादक पदार्थ के लेन–देन एवं खरीद पर नियंत्रण करना।
* मादक पदार्थ के खिलाफ व्यापक जन शिक्षा अभियान चलाना।
* मादक पदार्थ के नियंत्रण के खिलाफ कठोर कानून बनाना।
* Drug addict को उचित उपचार देना।

- Drug deaddiction केन्द्र की स्थापना करना एवं उनका प्रभावी संचालन करना।
- लोगों को मादक पदार्थ एवं उसके दुष्प्रभाव के बारे में शिक्षित करना।

5.3   Define child abuse. Write the symptoms of child abuse. Explain forms of child abuse.

बाल शोषण को परिभाषित करें। बाल शोषण के लक्षण लिखिए। बाल शोषण के प्रकारों की व्याख्या करें।

उत्तर वर्ष 2019 की प्रश्न संख्या 4.6 देखें।

5.4   Define intelligence. Explain the development of intelligence. Explain the determinants of intelligence. (बुद्धि को परिभाषित करें बुद्धि के विकास को समझाइये। बुद्धि के निर्धारकों को समझाइये।)

उत्तर वर्ष 2019 की प्रश्न संख्या 5.4 देखें।

बुद्धि के विकास की निम्नलिखित थ्योरी दी गई हैं (Theories of development of intelligence)

- एक कारक सिद्धांत (Uni-factor theory): इसको अल्फ्रेड बिनेट (Alfred Binet) ने प्रस्तावित किया। इसके अनुसार बुद्धि वह शक्ति है जो समस्त मानसिक कार्यों को प्रभावित करती है। बुद्धि समग्र रूप वाली होती है और व्यक्ति को एक विशेष कार्य करने में अग्रसित करती है।
- द्वितत्व सिद्धांत (Bi-factor theory): यह थ्योरी स्पीयर मेन ने दी, जिसके अनुसार बुद्धि दो शक्तियों के रूप में है, जिसमें से एक 'सामान्य बुद्धि' तथा दूसरी 'विशिष्ट बुद्धि' है। सामान्य कारक से तात्पर्य है कि सभी व्यक्तियों में कार्य करने की एक समान योग्यता होती है। अतः प्रत्येक व्यक्ति कुछ सीमा तक प्रत्येक कार्य कर सकता है। जबकि विशेष क्रियाएं बुद्धि में विभिन्न व्यक्तियों में विभिन्न प्रकार की विशेष बुद्धि होती है जो कि सभी में भिन्न प्रकार एवं स्तर की होती है। बुद्धि के सामान्य कारक जन्मजात होते हैं जबकि विशिष्ट कारक अधिकांगतः अर्जित होते हैं।
- त्रिकारक बुद्धि सिद्धांत (Tri-factor theory): इसमें तीन कारक होते हैं।
  1. सामान्य कारक
  2. विशिष्ट कारक
  3. समूह कारक

  इसमें समूह कारक भी सम्मिलित हैं जो अपने आप में स्वतंत्र अस्तित्व नहीं रखते लेकिन विशिष्ट तथा सामान्य कारकों के मिश्रण से यह अपना समूह बनाते हैं।

- थार्नडाइक के बहुकारक बुद्धि सिद्धांत (Thorndike's multifactor intellegence theory)
  थार्नडाइक ने अपने सिद्धांत में बुद्धि को विभिन्न कारकों का मिश्रण माना है। उनके अनुसार किसी भी मानसिक कार्य के लिए, विभिन्न कारक एक साथ मिलकर कार्य करते हैं।
- थामसन का प्रतिदर्श सिद्धांत (Thompson's sampling theory of intelligence)
  उनके अनुसार व्यक्ति का प्रत्येक कार्य निश्चित योग्यताओं का प्रतिदर्श होता है। किसी भी विशेष कार्य को करने में व्यक्ति अपनी समस्त मानसिक योग्यताओं में से कुछ का प्रतिदर्श के रूप में चुनाव कर लेता है। इस सिद्धांत में उन्होंने सामान्य कारकों की व्यवहारिकता को महत्व दिया है।

बुद्धि के निर्धारक (Deteminents of intillengence)

- वंशानुगत (Heredity)
- गर्भावस्था में आहार (Diet in prenatal period)
- गर्भावस्था के संक्रमण (Infection in pregnancy)
- सामाजिक एवं आर्थिक स्थिति (Socio–economic status)
- बचपन के खेल (Play of childhood)
- बच्चे के अभिभावक द्वारा उसे देखभाल एवं स्नेह देना (Parental care and love and affection)
- स्कूली शिक्षा का प्रकार (Type of schooling)
- अभिभावक का शिक्षा स्तर (Educational level of parents)
- पोषण एवं कुपोषण (Nutrition and malnutrition)
- घर, पड़ोस एवं आस–पास का वातावरण (Environment of home, neighborhood and surrounding)
- शारीरिक एवं सामाजिक वातावरण (Physical and social surrounding)
- व्यक्तित्त्व (Personality)
- इसके अलावा अन्य कारक जो बुद्धि के विकास को प्रभावित करते हैं, वह हैं–
  - प्रजाति (Race)
  - जन्म क्रम (Birth order)
  - परिवार का आकार (Size of the family)
  - बालक का समय से पूर्व जन्म (Pre-mature child birth)
  - सामान्य स्वास्थ्य (General health)

5.5 **Define growth and development. Explain the characteristics of various age groups.**

वृद्धि एवं विकास को परिभाषित करें। विभिन्न आयु समूहों की विशेषताओं की व्याख्या करें।

उत्तर वर्ष 2020 की प्रश्न संख्या 5.1 देखें।

विभिन्न आयु समूहों की विशेषताएँ (Characteristic of various age groups)

- शिशु अवस्था (Infancy)
  - यह आयु जन्म से 18 महीने की होती है।
  - इस उम्र को विश्वास vs अविश्वास (Trust vs mistrust) की आयु भी कहते हैं।
  - इसमें जब शिशु की जरूरतें पूरी होती रहती है तो अपनी माँ या देखभालकर्ता पर भरोसा करने लगता है एवं आत्मविश्वास पैदा करता है तथा यदि इस अवस्था में शिशु की देखभाल में कमी होती है तो उसमें घबराहट एवं अस्वीकार होने का डर घर कर जाता है।

- जल्दी का बचपन (Early childhood):
  - यह 18 महीने से तीन वर्ष की आयु की अवधि होती है।
  - इस अवधि में बच्चे में मांसपेशियों एवं तंत्रिका तंत्र में विकास होता है।
  - बच्चा हर समय कुछ नया सीखने के लिए लालायित रहता है।
  - यह autonomy (स्वायत्तता) vs संदेह (doubt) की आयु होती है।
  - बच्चा सब कुछ खुद करने की कोशिश करता है। असफलता होने पर उसे अपने ऊपर संदेह होने लगता है।

- मध्यकाल का बचपन (Middle childhood):
  - यह अवधि 3–5 वर्ष की होती है।
  - इसमें बच्चे में initiative (पहल) vs guilt (अपराध) का विकास होता है
  - इसमें बच्चा नई चीजे सीखने की कोशिश करता है तथा नए–नए तरीकों से किसी काम को करने की भी कोशिश करता है।
  - बच्चों को प्रोत्साहित करने पर उसका उत्साह बढ़ता है तथा डाँटने पर उसे ग्लानि भी भावना होती है।
  - इस अवस्था में बच्चा रचनात्मकता का विकास करता है एवं सही दिशा न मिलने पर हताशा का भी शिकार हो जाता है।

- देर का बचपन (Late childhood):
  - यह आयु 5–12 वर्ष के मध्य के बीच होती है।
  - इस अवस्था में बच्चे की सावधानी (attention) की अवधि बढ़ती है, नींद की अवधि कम हो जाती है तथा बच्चा ताकतवर बनता है।
  - इस उम्र में बच्चा ज्यादा कौशल (Skill) सीखने में सक्षम होता है।
  - इस अवस्था में industry v/s inferiority का विकास होता है।

- बच्चा हर कार्य करने में सक्षम बनना चाहता है तथा जिस कार्य में वह कुशल नहीं बन पाता तो उसमें inferiority का भाव उत्पन्न हो जाता है।
- इसलिए देखभालकर्ता के लिए आवश्यक है कि वह बच्चे को सही मार्गदर्शन देकर उन्हीं कौशल को करने की सलाह दें जिसमें वह अपनी काबिलियत के अनुसार निपुणता प्राप्त कर सके।

- यौवनावस्था (Adolescence)
  - यह अवस्था बाल्यावस्था से यौवनावस्था में ले जाती है।
  - 12–20 वर्ष तक यह अवस्था होती है।
  - इस अवस्था में बच्चा puberty अवस्था में आने लगता है।
  - Puberty के कारण बच्चे के अंदर कई प्रकार के शारीरिक, मानसिक, सामाजिक तथा भावनात्मक परिवर्तन आते हैं।
  - बच्चा स्वयं की एक पहचान बनाने की कोशिश करता है।
  - बच्चा अपने देखभालकर्ता के प्रोत्साहन एवं सहयोग की अपेक्षा रखता है।
  - इस अवस्था में बच्चा role confusion v/s identity confusion से ग्रस्त रहता है।

- आरंभिक यौवन (Early adulthood)
  - यह अवस्था 20–30 वर्ष की आयु तक होती है।
  - व्यक्ति समाज में अपनी एक अलग जगह बनाता है तथा परिवार में योगदान प्रदान करता है।
  - नई जिम्मेदारियों के कारण व्यक्ति चिंता एवं कुंठा आदि भारों से गुजरता है।
  - इस अवस्था को intimacy vs isolation की अवस्था भी कहते हैं।
  - यदि व्यक्ति की समस्याएँ प्यार, दुलार एवं सहयोग के द्वारा सुलझ जाती हैं तो व्यक्ति सामान्य जीवन व्यतीत करता है अन्यथा वह अकेला एवं नकारात्मक व्यक्तित्व वाला व्यक्ति बनता है।

- परिपक्व यौवन (Mature adulthood)
  - यह 30–65 वर्ष की अवस्था होती है।
  - इसे middle age भी कहते हैं।
  - इस अवस्था में व्यक्ति generativity vs stagnation (उदारता vs ठहराव) के बीच जुझारू रहता है।
  - इसमें व्यक्ति अपने अलावा अगली पीढ़ी के बारे में सोचता है।
  - इसमें व्यक्ति अपने परिवार का विकास, पालन–पोषण, शिक्षण तथा कार्य करता है।
  - इसमें व्यक्ति अपने से अधिक दूसरों के बारे में सोचता है। सकारात्मक सोच व्यक्ति का विकास करती है तथा नकारात्मक सोच उसे ठहराव की भावना से ग्रसित करती है।

- बुढ़ापा (Old age):
    - 65 वर्ष से मृत्यु तक की आयु।
    - व्यक्ति अपने कार्य एवं सोच में अधिक सीमित हो जाता है।
    - इसे integrity vs despair (अखंडता vs निराशा) की अवस्था भी कहते हैं।
    - इसमें व्यक्ति अपनी स्मृति में मतलब ढूढ़ता हैं।
    - व्यक्ति अपने जीवन के प्रति संतुष्टता पाता है तो crisis solve हो जाती है तथा असंतुष्ट होने पर वह निराश रहने लगता है।
    - व्यक्ति की शारीरिक शक्ति कम होने लगती है।
    - व्यक्ति कम आय में एवं रिटायरमेंट में सामंजस्य बनाता है।
    - अपने जीवन साथी की मृत्यु पर स्वयं को adjust करता है।

5.6 **Define psychology. Write the importance of psychology in nursing profession.**

मनोविज्ञान को परिभाषित करें नर्सिंग पेशे में मनोविज्ञान का महत्व लिखिए।

उत्तर वर्ष 2019 की प्रश्न संख्या 5.4 देखें।

नर्सिंग के मनोविज्ञान का महत्व (Importance of psychology in nursing)

- अपने बारे में समझ (Self-understanding)—
    - यह नर्स को अपने स्वयं की समझ एवं मनोदशा के बारे में जानने में सहायता प्रदान करता है
    - नर्स को अपने उदेश्यों, इच्छाओं एवं भावनाओं तथा महत्वाकांक्षा को समझने में सहायता प्रदान करता है।
- दूसरों को समझने में महत्वपूर्ण (Important in understanding others): यह नर्स को दूसरे लोगों को समझाने में सहायता प्रदान करता है। मनोविज्ञान की सहायता से नर्स रोगी के साथ अच्छे चिकित्सकीय सम्बन्ध बना सकती है, उसके व्यक्तित्व के बारे में जान सकती है। वह रोगी के व्यवहार एवं मनोदशा को ठीक प्रकार से समझ सकती है एवं रोगी को उचित उपचार प्रदान कर सकती है।
- गुणवत्ता देखभाल (Quality care): यह नर्स द्वारा रोगी को दी जाने वाली देखभाल की गुणवत्ता को बनाये रखने में सहायता करती है।
    - यह नर्स को रोगी की जरुरतों को समझने एवं पूरा करने में सक्षम बनाती है।
    - मनोविज्ञान की सहायता से नर्स रोगी को अच्छी तरह से समझ सकती है तथा उसे सहयोग प्रदान कर सकती है।
- परिस्थितियों में सुधार (Improvement in situation)
    - यह दूसरों की समस्या का उचित समाधान ढूँढ़, परिस्थितियों को सुधारने में नर्स की सहायता करती है।

- इसकी सहायता से नर्स एक प्रभावी स्वास्थ्य शिक्षक की भूमिका निभा कर रोगी की सहायता कर सकती है।
- बदलते वातावरण की समझ के लिए महत्वपूर्ण (Important to understand the changing environment): यह नर्स को वातावरण में बदलाव एवं उसके लाभ के बारे में समझ प्रदान करता है।
- यह छात्र नर्स की पढ़ाई में महत्वपूर्ण होता है (Important for student nurse in studies)
  - मनोविज्ञान द्वारा नर्स अपने सीखने की प्रक्रिया में सुधार ला सकती है।
  - मनोविज्ञान नर्स के सीखने, ध्यान देने एवं पढ़ाई के तरीकों को सृदृढ़ बनाने में सहायक एवं महत्वपूर्ण होता है।
- मनोविज्ञान नर्स को समाजिक सहयोग प्राप्त करने में सहायता प्रदान करता है।
- मनोविज्ञान नर्स को शरीर, मन एवं आत्मा की समझ के बारे में ज्ञान प्रदान करता है।
- यह परिवेश के मूल्यांकन करने में सहायक सिद्ध होता है।
- यह मनोशारीरिक सम्बन्धों (Psycho-somatic relations) का समझने में सहायता करता है।
- यह नर्सिंग शिक्षा एवं व्यवसाय की गुणवत्ता (quality) की वृद्धि एवं विकास में महत्वपूर्ण होता है।

PSYCHOLOGY AND SOCIOLOGY

November 2022

Course: General Nursing and Midwifery [Year: First]   **Paper ID:** 3002

Subject: Psychology and Sociology   **Code:** 4502

Time: 3 hours   **M. Marks:** 75

---

1   **Four options of answer of each question are given. Only one option is correct. Choose and write only the correct option after writing Question No.**   **5**

1.1   **Marriage of one man with one women is called:**
एक पुरुष के साथ एक महिला के विवाह को कहा जाता है–
- (a) Polygamy (बहु विवाह)
- (b) Groupgamy (सामूहिक विवाह)
- (c) Monogamy (एक्पतित्व विवाह)
- (d) Polyandry (बहुपतित्व विवाह)

उत्तर (c) Monogamy (एक्पतित्व विवाह)   1

1.2   **The condition in which a person experiences loss of memory:**
एक व्यक्ति याददाश्त में कमी का अनुभव करता है, उसे कहते हैं–
- (a) Paranoia (व्यामोह)
- (b) Amnesia (स्मृतिलोप)
- (c) Alopecia (खालित्य)
- (d) Anorexia (एनोरेकिसया)

उत्तर (b) Amnesia (स्मृतिलोप)   1

1.3   **The Hindu marriage act come in to power on:**
हिन्दू विवाह अधिनियम लागू हुआ।
- (a) 18 May 1954 (18 मई 1954)
- (b) 18 May 1955 (18 मई 1955)
- (c) 18 May 1956 (18 मई 1956)
- (d) 18 May 1957 (18 मई 1957)

उत्तर (b) 18 May 1955 (18 मई 1955)   1

1.4   **Branch of psychology that deals with behavior of animal is called:**
पशु के व्यवहार से सम्बंधित मनोविज्ञान को कहा जाता है–
- (a) Child psychology (बाल मनोविज्ञान)
- (b) Abnormal psychology (असामान्य मनोविज्ञान)

(c) Animal psychology (पशु मनोविज्ञान)

(d) Adult psychology (व्यस्क मनोविज्ञान)

उत्तर (c) Animal psychology (पशु मनोविज्ञान) 1

1.5 **Who has given structural model of mind:**
किसने मन संरचना मॉडल दिया है–

(a) Sigmund Freud (सिगमण्ड फ्रुएड)

(b) Wood Worth (वुड वर्थ)

(c) Bhatia (भाटिया)

(d) Murphy (मरफी)

उत्तर (A) Sigmund Freud (सिगमण्ड फ्रुएड) 1

2. **Choose right and wrong in the following statements:** 5
2.1 **Intelligence is the ability to give response that are true.**
बुद्धिमत्ता सत्य को प्रमाणित करने की योग्यता है।

उत्तर सही 1

2.2 **Character is an inborn quality.**
चरित्र एक जन्मजात गुणवत्ता है।

उत्तर गलत 1

2.3 **Personality word is derived from Latin word Persona.**
पर्सनैलिटी शब्द लैटिन शब्द पर्सोना से लिया गया है।

उत्तर सही 1

2.4 **The 'ID' is motivated by the pleasure principle:**
ईड खुशी सिद्धांत से प्रेरित है।

उत्तर सही 1

2.5 **According to Watson psychology is the positive science of behavior.**
वाटसन के अनुसार मनोविज्ञान मानव व्यवहार का सकारात्मक विज्ञान है।

उत्तर सही 1

3. **Fill up the blanks:** 5
3.1 **Failure to recall a fact is............**
एक तथ्य को याद करने की विफलता है.................

उत्तर Forgetting 1

3.2 **The formula of intelligence quotient is .... × 100**
बुद्धिलब्धि के सूत्र .... × 100 है।

उत्तर MA/CA $\dfrac{\text{Mental age (MA)}}{\text{Chronological age (CA)}}$ 1

3.3 **The human population living with in geographical area and carrying a common interdepended life is called ....**

मानव आबादी एक भौगोलिक क्षेत्र के भीतर रहने वाले और एक सामान्य जीवन में एक दुसरे पर आश्रित को .... कहा जाता है।

उत्तर Community   1

3.4 **The property which a women brings with her or is given to her at the time of marriage ....**

एक महिला द्वारा शादी में लायी गयी सम्पत्ति को .... कहते हैं।

उत्तर Dowry   1

3.5 **Another name of primary group is known as ....**

प्राथमिक समूह का दूसरा नाम .... है।

उत्तर Family   1

4. **Write short notes on any 4 of the following.**

4.1 **Characteristic of mentally healthy person.** मानसिक स्वस्थ व्यक्ति के गुण।

उत्तर वर्ष 2019 की प्रश्न संख्या 4.1 देखें।

4.2 **Juvenile delinquency. (बाल अपराध।)**

उत्तर बाल अपराध (Juvenile delinquency) की परिभाषा:

बाल अपराध बालक के द्वारा किया गया वह अपराध है, जिसके लिए कानून उसे दण्ड देता है।

या

बच्चों द्वारा किये गये सामाजिक मानदण्डों के उल्लंघन को बाल अपराध कहते हैं, जिसके लिए वह कानूनी रूप से दण्ड के अधिकारी होते हैं।

बाल अपराध (Juvenile delinquency) के कारण:
- शारीरिक कारण (Physical causes)
    - शारीरिक अयोग्यता (Physical disability)
    - वंशानुक्रम (Hereditary)
    - आयु एवं लिंग (Age and sex)
    - शारीरिक बल का अहंकार (Proud of physical strength)
    - गम्भीर रोग (Serious illness)
- मानसिक कारण (Psychological causes)
    - जड़ बुद्धि (Idiot)
    - मानसिक तनाव (Psychological stress)
    - दुर्बल मानसिकता (Mild intelligence)
    - संवेगात्मक अस्थिरता (Emotional unstability)

- – हीनता भाव (Inferiority complex)
- – भय (fear)
- – गलत सुझाव (Wrong advice)
- पारिवारिक कारण (Family causes)
  - – अव्यवस्थित परिवार (Disorganized family)
  - – अत्यधिक नियंत्रण (Excessive control)
  - – भाई–बहनों का प्रभाव (Effect of siblings)
  - – अत्यधिक प्रेम (Excessive love)
  - – नैतिक मूल्यों से रहित परिवार (Lack of moral values in family)
  - – तलाक (divorce of parents)
  - – दहेज प्रथा (Dowry)
- अन्य कारण (Other causes)
  - – गरीबी (poverty)
  - – अशिक्षा (Illitracy)
  - – आस पास के वातावरण का प्रभाव (Environmental effect)
  - – जनसंख्या विस्फोट (Population explosion)
  - – राजनैतिक अपराधीकरण (Political criminalization)
  - – मास मीडिया का दुष्प्रभाव (Ill effects of mass media)
  - – इन्टरनेट पर सरलता से उपलब्ध अश्लील वस्तुएं (Easily available vulgar things on internet)
  - – समाज में नैतिक मूल्यों की कमी (Lack of moral value in society)

4.3 Characteristic of culture. (संस्कृति के गुण ।)

उत्तर वर्ष 2021 की प्रश्न संख्या 4.1 देखें।

4.4 Difference between caste and class. (वर्ग और जाति में अंतर।)

उत्तर वर्ष 2020 की प्रश्न संख्या 4.1 देखें।

4.5 Effects of environment on human growth and development. (मानव वृद्धि और विकास पर पर्यावरण का प्रभाव)

उत्तर वातावरण का वृद्धि एवं विकास पर प्रभाव (Effects of environment on growth and development)

बच्चे के आसपास का वातावरण, पालन–पोषण, जलवायु, सामाजिक कारक आदि कई कारक होते हैं जो उसके विकास को सकारात्मक या नकारात्मक रूप से प्रभावित करते हैं। यह कारक इस प्रकार हैं–

- **पोषण (Nutrition):** अच्छे पोषण से बालक के सर्वांगीण विकास एवं वृद्धि में सहायक होती है। जिन बच्चों को संतुलित आहार मिलता है वह शारीरिक एवं मानसिक रूप से विकसित होते हैं एवं जिन बच्चों को पोषण का अभाव रहता है वह कुपोषण का शिकार हो जाते हैं।

- **शुद्ध वायु एवं सूर्य का प्रकाश (Fresh air and sunlight):** यदि बच्चे की परवरिश ऐसे स्थान पर होती है जहाँ उसे शुद्ध वायु एवं सूर्य की रोशनी मिलती है तो उसका विकास सकारात्मक होता है। बच्चों के शुद्ध वायु या प्रकाश उपलब्ध नहीं होने पर उनका शरीर अक्षय हो जाता है; परिश्रम करने की शक्ति कम हो जाता है तथा वह कमजोर हो जाते हैं।

- **लिंग भेद (Sex differences):** भारत जैसे देश में लिंग भेद बहुत आम है। बच्चों का विकास किस तरह के वातावरण में हो रहा है, यह भी उनके विकास को प्रभावित करता है। शारीरिक रुप के साथ मानसिक विकास में भी बालिकाएँ बालकों की अपेक्षा आगे होती है।

- **बुद्धि (Intelligence):** बाल बालिकाओं के विकास में बुद्धि का अत्यधिक महत्त्व होता है तीव्र वृद्धि वाले बालक बालिकाओं का विकास भी तीव्र गति से होता है वहीं सामान्य बुद्धि वाले बालक बालिकाओं का विकास सामान्य गति से और मंद बुद्धि वाले बालक बालिकाओं का विकास भी धीमी गति से होता है।

- **परिवार की स्थिति (Position of family):** बालक के विकास एवं वृद्धि में परिवार की भूमिका भी महत्त्वपूर्ण भूमिका अदा करते हैं परिवार का रहन–सहन भरण पोषण अच्छा होता है वहाँ के बालक और बालिकाओं का विकास भी तीव्र गति से होता है एवं जिस परिवार का भरण पोषण एवं रहन सहन ठीक प्रकार से नहीं हो पाता वहाँ के बालक का विकास भी उसी प्रकार से धीमी गति से होता है।

- **सांस्कृतिक वातावरण (Cultural enviroment):** बालक बालिकाओं के विकास पर संस्कृति का काफी प्रभाव पड़ता है। एक देश और उनके समाज की संस्कृति बालकों के विकास को बहुत शीघ्र प्रभावित करती हैं। उदाहरण के लिए आध्यात्मिकता ही भारतीय संस्कृति की सबसे बड़ी विशेषता है इसे हम श्रेष्ठ मानते हैं और इस पर गर्व करते हैं।

4.6 Characteristic of social group. (सामाजिक समूह की विशेषताएँ)

उत्तर सामाजिक समूह की विशेषताएँ (Characteristic of social group)

सामाजिक समूहों की परिभाषाओं के आधार पर निम्नलिखित विशेषताओं का उल्लेख किया जा सकता है–

- **पारस्परिक संबंध (Reciprocal relation):** यह समूह की अनिवार्य विशेषता है। क्योंकि मनुष्यों का संग्रह तभी समूह का रूप धारण करेगा। जब उनके मध्य पारस्परिक अन्तःसम्बन्धों का विकास होगा। इसलिए समूह के व्यक्ति पारस्परिक जागरुकता व पारस्परिक अन्तःसम्बन्धों द्वारा एक समूह में संग्रहित रहते हैं।

- **समान व्यवहार (Similar behavior):** सामान्य हितों की पूर्ति के लिए समूह के व्यक्ति समान व्यवहार प्रदर्शित करते हैं।

- **हम—भावना (We feeling):** इसमें सदस्य एक दूसरे पर निर्भर रहते हैं तथा परस्पर एक दूसरे की सहायता करते हैं। इस प्रकार सभी सदस्य मिलकर सामूहिक रूप से अपने हितों की रक्षा करते हैं।
- **सामान्य हित (Common interests):** समूह के हित व आदर्श सामान्य होते हैं तथा इन्हीं सामान्य हितों की प्राप्ति के लिए सभी लोग एक समूह से इकट्ठा होते हैं।
- **एकता की भावना (Sense of unity):** प्रत्येक समूह में एकता तथा सहानुभूति की भावना से बँधे रहते हैं तथा एक दूसरे की सहायता करते हैं।
- **समूह का आदर्श नियम (Group norms):** प्रत्येक समूह के अपने आदर्श नियम होते हैं तथा समूह के सभी सदस्यों से यह अपेक्षा की जाती है कि वह इन आदर्श नियमों का पालन करें।

5.   Write in details of any 4 of the following.

5.1   Function of family. (परिवार के कार्य)

उत्तर   परिवार के कार्य (Functions of family)

- **जरुरी या प्राथमिक कार्य (Essential or primary function)**

  यह परिवार के मुख्य कार्य होते हैं, जो प्रत्येक वर्ग या समूह के परिवार अनिवार्य रुप से करते हैं। यह कार्य है–

  - यौन संबंधित आवश्यकताओं की पूर्ति करना।
  - बच्चे उत्पन्न करना तथा उनकी परवरिश करना।
  - घर के सदस्यों को घर की सुविधा प्रदान करना।
  - घर के प्रत्येक सदस्य को शारीरिक एवं मानसिक सुरक्षा प्रदान करना।
  - परिवार का समाजीकरण करना। परिवार द्वारा ही मानव्यक्ति व्यवहार सीखता है तथा मानव सुसंस्कृत बनता है।

- **द्वितीय कार्य (Secondary function)**

  - आर्थिक सुरक्षा– परिवार का कार्य है सम्पत्ति का प्रबन्धन करना तथा परिवार के सभी सदस्यों की आर्थिक जरुरतों को पूरा करना। प्रत्येक सदस्य की मूलभूत आवश्यकताओं जैसे भोजन, कपड़े आदि की उपयुक्त सुविधा प्रदान करना।
  - शिक्षण सुविधा– यह बच्चों को मूलभूत प्रशिक्षण प्रदान करता है। परिवार बच्चों का पहला विद्यालय होता है वह सामाजिक तौर–तरीके एवं आदतें परिवार में ही रहकर सीखता है।
  - धार्मिक आचरण– परिवार धार्मिक रीति–रिवाजों की पूर्ति करता है एवं उनका हस्तान्तरण भी करता है।
  - मनोरंजन की सुविधा प्रदान कराने का कार्य करता है, जिसमें रिश्तेदारों से मिलना जुलना, नाचना–गाना, इत्यादि शामिल होता है।

- घर के सभी सदस्यों के स्वास्थ्य का ध्यान रखना तथा उन्हें स्वास्थ्य सम्बन्धित सेवाएं प्रदान करना परिवार का कार्य है।
- बच्चों की भावनाओं को स्वस्थ बनाना भी परिवार का कार्य है ।

QUICK VIEW REVIEW

परिवार के प्रथम कार्य

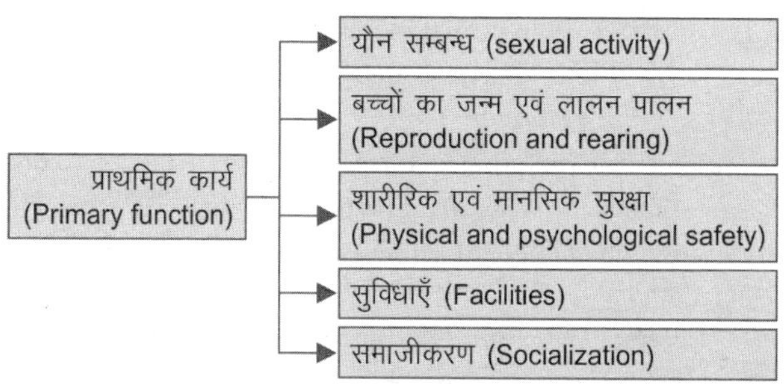

परिवार के द्वितीय कार्य

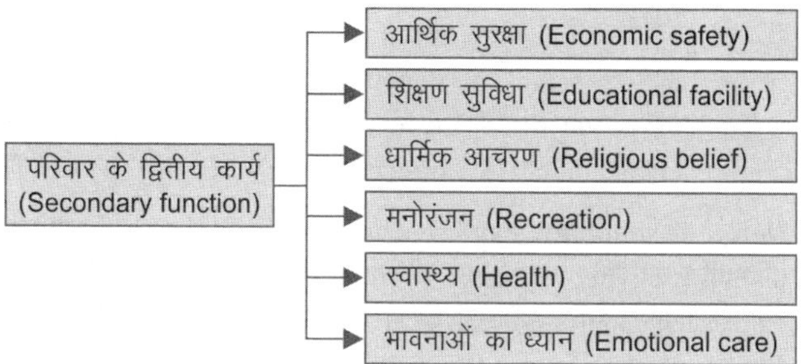

5.2 Define attention. Explain factors affecting attention. (ध्यान को परिभाषित कीजिये। ध्यान को प्रभावित करने वाले कारकों की व्याख्या कीजिये।)

उत्तर ध्यान (Attention)

अपनी चेतना (consciousness) की एकाग्रता (concentration) को किसी एक वस्तु या उद्दीपक पर स्थिर करने की क्रिया को ध्यान कहते हैं।

या

ध्यान एक चयनात्मक मानसिक प्रक्रिया है जिसमें व्यक्ति बाहरी चेतना (external consciousness) से किसी क्षेत्र या विषय का चयन करता है एवं इस पर ध्यान लगाता है।

ध्यान को नियंत्रित करने वाले कारक (Factors affecting attention)

- आन्तरिक कारक (Internal factors)
    - रुचि (Interest)
    - उद्देश्य (Aim)
    - आदत (Habit)
    - कारण (Motive)
    - मानसिक स्थिति (Mental set-up)
    - बीते हुए अनुभव (Past experience)
    - भावनाएं (Emotions).
- बाह्य कारक (External factors).
    - उद्दीपक की प्रवृत्ति (Nature of stimulant) जैसे सुंदर तस्वीर
    - उद्दीपक की प्रबलता (Intensity of stimulus) जैसे तेज रोशनी या आवाज़
    - उद्दीपक का आकार (Size of stimulus) जैसे बड़ा पेड़ या व्यक्ति
    - फर्क; बदलाव एवं विलक्षणता (Contrast, change and novelty) जैसे नई इमारत या पहनावे में बदलाव
    - उद्दीपक की स्थिति (Location of stimulus)
    - उद्दीपक का दोहराव (Repetition of stimulus)
    - उद्दीपक की गतिविधि (Movement of stimulus)
    - वस्तु का आकार (Shape of an object)– जैसे अच्छे आकार की वस्तु।

5.3   Define psychology. Explain scope of psychology. (मनोविज्ञान को परिभाषित कीजिये। मनोविज्ञान की शाखाओं का वर्णन कीजिये)

उत्तर वर्ष 2020 की प्रश्न संख्या 5.4 देखें।

5.4   Characteristic of rural community. (ग्रामीण समुदाय की विशेषताएं लिखिए।)

उत्तर ग्रामीण समाज **(Rural society)**

- ग्रामीण लोगों का मूलभूत व्यवसाय कृषि, पशुपालन एवं हस्त उद्योग होता है।
- ग्रामीण समाज में प्राकृतिक वातावरण जैसे खुली –शुद्ध वायु, नदियाँ, वृक्ष आदि बहुतायत में होता है।
- ग्रामीण समाज में वातावरण संबन्धित समस्याएं कम पाई जाती हैं।
- ग्रामीण समाज छोटा समाज होता है अर्थात् यह कम लोगों से मिलकर बनता है।
- गाँवों में जनसंख्या का घनत्व कम होता है
- गाँवों के समुदाय में समरुपता पायी जाती है– जैसे पहनावा, खान–पान, रीति–रिवाज आदि।

- गाँवों के लोग अधिक स्थिर होते हैं अर्थात् वह एक ही स्थान पर बसते हैं।
- गाँव के लोगों के बीच आपसी प्यार, संबंध, सहयोग एवं एकता की भावना विद्यमान रहती है।
- ग्रमीण समुदाय में Joint family अधिक पाई जाती है।
- ग्रामीण लोगों का धर्म एवं मान्यताओं पर अटूट विश्वास होता है।
- ग्रामीण समाज राजनैतिक प्रभाव से कम संबंध रखता है।
- समाज की स्थिरता के कारण कम बदलाव पाए जाते हैं।
- गाँव में लोगो की शिक्षा कम या सीमित होती है।

5.5 **Define personality. Explain factors affecting personality.** (व्यक्तित्व को परिभाषित कीजिये। व्यक्तित्व को प्रभावित करने वाले कारकों को लिखिए।)

उत्तर वर्ष 2019 की प्रश्न संख्या 5.3 देखें।

5.6 **Write in details crime against women in India.** (भारत में महिलाओं के खिलाफ अपराध को विस्तार से लिखें।)

उत्तर वर्ष 2020 की प्रश्न संख्या 5.6 देखें।

Course: Diploma in General Nursing and Midwifery   **Year:** First

Subject: Psychology and Sociology   **Code:** 4502

Time: 3 hours   **M. Marks:** 75

---

1 **Four option of answer of each question are given, only one option is correct, Choose and write only the correct option after writing Question No.** **5**

1.1 **This is an informal method of social control:**
यह सामाजिक नियंत्रण का एक अनौपचारिक तरीका है–
- (a) Belief (आस्था)
- (b) Law (कानून)
- (c) Coercion (दबाव)
- (d) Education (शिक्षा)

उत्तर (c) Coercion (दबाव) **1**

1.2 **Recollection about our last birthday is stored in:**
हमारे पिछले जन्मदिन के बारे में स्मरण में संग्रहित है।
- (a) Episodic memory (प्रासंगिक स्मृति)
- (b) Semantic memory (शब्दार्थ वैज्ञानिक स्मृति)
- (c) Procedural memory (प्रक्रियात्मक स्मृति)
- (d) Short term memory (अल्पकालिक स्मृति)

उत्तर (a) Episodic memory (प्रासंगिक स्मृति) **1**

1.3 **Psychoanalytic theory is developed by:**
मनोविश्लेष्णात्मक सिद्धांत द्वारा विकसित किया गया है–
- (a) Sigmond freud (सिगमंड फ्रायड)
- (b) Dr Bhatiya (डा. भाटिया)
- (c) Dr Kumariya (डा. कुमारिया)
- (d) James (जेम्स)

उत्तर (a) Sigmond freud (सिगमंड फ्रायड) **1**

1.4 Unacceptable desire or activities are redirected into socially desirable channel by:

अस्वीकार्य इच्छा या गतिविधियों को सामाजिक रूप से वांछनीय चैनल में पुनर्निर्देशित किया जाता हैं–

(a) Identification (पहचान)

(b) Repression (दमन)

(c) Sublimation (उच्च बनाने की क्रिया)

(d) Sub-titution (प्रतिस्थापन)

उत्तर (c) Sublimation (उच्च बनाने की क्रिया)   1

1.5 Marriage within the group is:

समूह के भीतर विवाह है–

(a) Exogamy (बहिर्विवाह)

(b) Monogamy (एक बार विवाह करने की प्रथा)

(c) Polygamy (बहुविवाह)

(d) Endogamy (सगोत्र विवाह)

उत्तर (d) Endogamy (सगोत्र विवाह)   1

2.   **Choose right or wrong in the following statements**   5

2.1 **Culture do not teach behavior pattern.**

संस्कृति व्यवहार पैटर्न नहीं सिखाती है।

उत्तर गलत   1

2.2 **Family is the smallest unit of society.**

परिवार समाज की सबसे छोटी इकाई है।

उत्तर सही   1

2.3 **Urbanization break village.**

शहरीकरण गाँव तोड़ता है।

उत्तर सही   1

2.4 **Polyandry means having many husband.**

बहुपतित्व का अर्थ है कई पति होना।

उत्तर सही   1

2.5 **Ego control is antisocial behavior.**

अहंकार नियंत्रण असामाजिक व्यवहार है।

उत्तर गलत   1

3. **Fill in the blanks** **5**

3.1 **IQ more than 140 is called..................**

140 से अधिक के IQ को .... कहते हैं।

उत्तर Genius **1**

3.2 **Average income per person in a year is called ....**

एक वर्ष में प्रति व्यक्ति औसत आय .... कहलाती है।

उत्तर Per capita income **1**

3.3 **Genetic psychology is called as ....**

अनुवांशिक मनोविज्ञान को .... कहा जाता है।

उत्तर Behavioral genetics **1**

3.4 **Dowry Prohibition Act established come in to force in .... year**

दहेज निषेध अधिनियम की स्थापना .... वर्ष में लागू हुई।

उत्तर 1961 **1**

3.5 **Juvenile delinquents are kept in ....**

किशोर अपराधियों को रखा जाता है...................

उत्तर Juvenile jail and correction home **1**

4. **Write short notes an any 3 of the following.** **20**

4.1 **Types of marriages. विवाह के प्रकार**

उत्तर वर्ष 2019 की प्रश्न संख्या 5.5 देखें।

4.2 **Characteristic of culture. (संस्कृति के लक्षण)**

उत्तर परिभाषा– संस्कृति वह विश्व है जिसमें व्यक्ति अपने जन्म से लेकर मृत्यु तक रहता है, क्रियाएँ करता है एवं अपने अस्तित्व को बनाये रखता है।

—Ruth Benedict

संस्कृति की विशेषताएँ (Characteristics of culture)

- प्रत्येक समुदाय और समाज की अपनी संस्कृति होती है।
- संस्कृति का निर्माण मनुष्य द्वारा किया जाता है।
- मनुष्य संस्कृति का निर्माण समाज में रहकर, समाज के लिए करता है।
- संस्कृति, मनुष्य एक पीढ़ी से दूसरी पीढ़ी को देता रहता है।
- यह मनुष्य की आवश्यकताओं को पूरा करने का एक साधन होता है।
- संस्कृति सामाजिक विरासत की प्रतीक होती है।
- संस्कृति द्वारा हमेशा नई एवं अच्छी शिक्षाओं का ग्रहण एवं एकीकरण (integration) किया जाता है।
- संस्कृति द्वारा व्यक्ति अपने मूल्य एवं व्यवहारों को ग्रहण करता है।
- संस्कृति की प्रकृति सामाजिक होती है।
- संस्कृति प्रत्येक समाज के व्यवहारों के लिए आदर्श (ideal) होती है।

सांस्कृतिक पैटर्न में पायी जाने वाली भिन्नताएँ (Variations found in cultural patterns)

- धार्मिक भिन्नता (Religious difference)
- अनेक भाषाएँ (Many languages)
- अनगिनत परम्पराएँ एवं प्रथाएँ (Indefinite traditions and customs)
- विभिन्न जीवन शैली (Different lifestyle)
- खान–पान में विविधता (Variation in food habits)
- विवाह के कई प्रकार (Many forms of marriage)

संस्कृति एवं स्वास्थ्य में सम्बन्ध/स्वास्थ्य पर संस्कृति के प्रभाव (Relation between health and culture/Effects of culture on health)

- **बुरे प्रभाव (Ill effects)**
    - बीमारियों को भगवान का प्रकोप समझकर उपचार न कराना तथा तंत्र–मंत्र का सहारा लेना।
    - अनेक कुप्रथाओं को बढ़ावा देना जो प्रत्यक्ष एवं अप्रत्यक्ष रुप से स्वास्थ्य को प्रभावित करती हैं। जैसे बाल विवाह, मदिरापान, आदि।
    - शिक्षित व्यक्तियों का भी कुप्रथाओं एवं अंधविश्वास को मानना स्वास्थ्य पर अधिक प्रभाव डालते हैं जिन्हें संस्कृति के नाम पर बढ़ावा दिया जाता है, जैसे शव को नदी में बहाना, खुले में शौच करना, घर में कम संवातन का प्रावधान रखना।
    - खाने के विषय में प्रचलित टैबू (taboo) भी स्वास्थ्य पर बुरा प्रभाव डालते हैं, जैसे व्रत करना।
    - संस्कृति के कारण, व्यक्तिगत देखभाल की उपेक्षा करना, जैसे मासिक धर्म में स्नान न करना, बच्चे के जन्म से 6 दिन तक स्नान न करना, घर तथा खेतों में नंगे पैर घूमना।
    - सांस्कृतिक प्रतिबंध के चलते वैवाहिक जीवन में चिकित्सकीय सेवाओं का प्रयोग न करना, जैसे गर्भपात, गर्भनिरोधक आदि दवाओं का इस्तेमाल न करना।

- **अच्छे प्रभाव (Good effect)**
    - जल्दी सोना एवं जल्दी उठने पर बल देना।
    - शरीर एवं मन की शुद्धता के लिए योग एवं ध्यान का प्रचार करना।
    - नहाने के उपरान्त ही भोजन करने की अनुमति देना।
    - कई पेड़–पौधों को पवित्र समझकर रोग में उनका उपयोग करना जो स्वास्थ्य के लिए लाभकरी होता है जैसे तुलसी के पत्तों का प्रयोग चाय में और नीम की पत्ती का प्रयोग धुआँ कर मच्छर भगाने में करना।
    - विस्तृत परिवार (Joint family) जहाँ सब पर एक दूसरे की देखभाल की जिम्मेदारी होती है खासकर वृद्ध एवं बालक की।

4.3 Stress (तनाव)

उत्तर तनाव परिभाषा

किसी व्यक्ति द्वारा उद्दीपक (stimulus) घटना के प्रति की जाने वाली अनुक्रियाओं (reation) के प्रतिरूप (pattern) के रूप में किया जा सकता है, जो उसकी साम्यावस्था (equilibrium) में रुकावट पैदा करता है।

प्रकार (Types)

- भौतिक या पर्यावरणी (Physical and ecological)
    - दिन प्रतिदिन की मांगें जैसे पौष्टिक खाना, आराम, व्यायाम आदि न पाना
    - वायु प्रदूषण, भीड़, शोर, ग्रीष्म काल की गर्मी, शीतकाल की सर्दी, प्राकृतिक आपदाएँ, विपाती घटनाएँ जैसे आग, भूकंप आदि।
- मनोवैज्ञानिक तनाव (Psychological)
    - कुंठा
    - द्वंद
    - आंतरिक तनाव
- सामाजिक तनाव (Social stress)
    - परिवार में किसी की मृत्यु या बीमारी
    - पड़ोसियों से परेशानी
    - सामाजिक भेदभाव

लक्षण (Signs)

- ध्यान केन्द्रित न कर पाना (not able to concentrate)
    - स्मृति घटना (loss of memory)
    - गलत निर्णय लेना (wrong decision)
    - विसंगति (conflict)
    - अनियमित उपस्थिति (irregularity)
- अनियमित समय पालन (no value of time)
- आत्म सम्मान में कमी (low self esteem)
- दुर्बल दीर्घकालिक योजना (weak long term planning)
- अचानक व्यग्र ऊर्जा का फट पड़ना (sudden anger outburst)
- आत्यधिक भाव दशा परिवर्तन (excessive emotional changes)
- भावात्मक विस्फोटक (emotional outburst)
- आकुलता (anxiety)
- भय (fear)
- अवसाद (depression)
- सोने में परेशानी (difficulty in sleeping)
- औषधियों का दुरुपयोग (drug abuse)

- शारीरिक रोग जैसे पेट खराब होना, सिर दर्द, कमर दर्द आदि। (Medical illnesses like upset stomach, headache, etc.)

प्रबंधन (Management)

- तनाव/आरामदायक तकनीकें (Stress/relaxation technique)
- तनाव/ध्यान प्रक्रियाएं (Stress/meditation procedures)
- जैवप्रति प्राप्ति या फीडबैक (Biometric receipt or feedback)
- सृजनात्मक मानस प्रत्यक्षीकरण (Creative psyche)– इसमें प्रतिमा या कल्पना का उपयोग किया जाता है।
- संज्ञानात्मक व्यवहारात्मक तकनीकें (Cognitive behovioral technique)– इसमें नकारात्मक विचारों के स्थान पर सकारात्मक विचारों को प्रतिस्थापित किया जाता है।
- व्यायाम (Exercise)

4.4 Learning. (सीखना)

उत्तर वर्ष 2019 की प्रश्न संख्या 5.2 देखें।

4.5 Types of conflicts. (संघर्षों के प्रकार)

उत्तर द्वन्द की परिभाषा (Definition of conflict)

द्वन्द एक पीड़ादायक भावनात्मक स्थिति है, जो कि विपरीत एवं अन्तर्विरोधी (opposite and contradictory) इच्छाओं द्वारा उत्पन्न तनाव के कारण पैदा होती है।

या

द्वन्द व्यक्ति के सम्मुख एक ऐसी अवस्था है जिसमें दो समान विरोधी शक्तियाँ अथवा प्रेरणा एक साथ क्रियाशील रहती हैं।

द्वन्द के प्रकार (Types of conflict)

- स्वीकार स्वीकार द्वन्द (Approach – approach conflict)
  - यह द्वन्द तब उत्पन्न होता है जब व्यक्ति को दो आकर्षक विकल्पों में से किसी एक ही का चुनाव करना होता है।
  - यह द्वन्द अधिकतर आसानी से हल हो जाते हैं।
  - उदाहरण– एक कपड़े की दुकान पर दो पोशाक पसन्द आना, पर एक ही खरीने की क्षमता में दूसरे का त्याग करना।

- तिरस्कार–तिरस्कार द्वन्द (Avoidance – avoidance conflict)
  - यह द्वन्द तब उत्पन्न होता है, जब व्यक्ति के सामने दो अप्रिय विकल्पों में से एक को चुनने की अनिवार्यता होती है।
  - इस प्रकार के द्वन्द का हल कठिन होता है तथा यह गहन भावना उत्पन्न करता है।

- उदाहरण –अनचाहे गर्भ से मुक्ति के लिए महिला द्वारा गर्भपात करना जो उसके लिए नैतिक रूप से गलत है।

- **स्वीकार–तिस्स्कार द्वन्द (Approach - avoidance conflict)**
  - यह द्वन्द तब उत्पन्न होता है। जब एक कार्य की आकर्षक एवं अनाकर्षक दोनों विशेषताएँ एक साथ मौजूद हो।
  - इसमें व्यक्ति कार्य को करने या ना करने के असमंजस में फंस जाता है, जिससे तनाव की उत्पत्ति होती है।
  - उदाहरण –शादी करे या ना करें।

- **बहु–स्वीकार–तिस्स्कार द्वन्द (Multiple approach–avoidance conflict)**
  - यह द्वन्द तब उत्पन्न होता है जब दो या उसके अधिक विकल्पों के बीच चुनाव करना होता है तथा प्रत्येक विकल्पों की सकारात्मक एवं नकारात्मक विशेषताएं होती है।
  - इस प्रकार के द्वन्द का समाधान सबसे जटिल होता है।
  - उदाहरण–व्यक्ति के पास दो नौकारी के प्रस्ताव है, जिसमें से एक में वेतन अच्छा है पर कार्य अवधि 10 घंटे है तथा दूसरे में वेतन कम है, पर कार्य अवधि 5 घंटे है।

5. Answer in details of any four of the following.

5.1   (a) Define sociology. (समाजशास्त्र को परिभाषित करें)

   (b) What are the causes of dowry and write its demerits. (दहेज के कारण क्या है और इसके दोष लिखिए)

   (c) Briefly describe the scope of sociology in nursing. (नर्सिंग का समाजशास्त्र के दायरे का संक्षेप में वर्णन करें)

उत्तर   (a) वर्ष 2019 की प्रश्न संख्या 5.1 देखें।

   (b) **दहेज प्रथा के कारण (Causes of dowry)**

- सीमित वर (Limited groom)– भारत में लोग जाति एवं गोत्र के अंतर्गत विवाह करते है तथा प्रत्येक जाति या गोत्र में बहुत कम योग्य वर होते हैं।

- बाल विवाह (Child marriage)– इस प्रथा के प्रचलन के कारण लड़के के पिता को अपने बेटे की मुँहमाँगी कीमत लगाने का बढ़ावा मिलता है।

- अनिवार्य विवाह (Compulsory marriage)– भारतवर्ष में विवाह करना महिलाओं के लिए अनिवार्य होता है। ऐसा न करने वाली महिलाओं को हीन भावना से देखा जाता है। इस अनिवार्यता का वर पक्ष लाभ उठा कर मनमाना दहेज माँगता है।

- कुलीन विवाह (Hypergamy)– ऊँचे कुल के वर कम होते हैं, तथा उनकी चाहत में वधू के पिता को अधिक दहेज खर्च करना पडता है।
- ओहदा एवं रुतबा (Status)– आज पढ़े लिखे समाज में लड़की की शैक्षिक योग्यता के अनुसार शिक्षित एवं प्रशिक्षित लड़के कम पाए जाते हैं। इस कारण भी इनका मूल्य बढ़ जाता है।
- दहेज को प्रतिष्ठा से जोड़ना– कई परिवार दहेज की राशि को अपनी प्रतिष्ठा समझते है तथा वधु पक्ष को अधिक दहेज देने के लिए मजबूर करते हैं।
- दहेज को पैतृक सम्पत्ति का हिस्सा मानना– कई लोगों का मानना है कि दहेज वधू की पैतृक सम्पत्ति का हिस्सा होता है जो उसे विवाह के समय दिया जाता है।

दहेज प्रथा के कुप्रभाव (Ill-effects of dowry system)

- कन्या भ्रूण हत्या (Female foeticide).
- आत्महत्या (Suicide)
- हत्या (Homicide)
- ऋणग्रस्तता (Indebtedness)
- दुखद वैवाहिक जीवन (Unhappy married life)
- सामाजिक आलोचना (Social criticism)
- बेमेल विवाह (Unsuitable mates)

5.2 (A) Define behavior (व्यवहार को परिभाषित करें)

(B) Describe the healthy behavior and disease behavior. (स्वस्थ व्यवहार और रोग व्यवहार का वर्णन करे)

(C) Write the factors that influences the behavior of an individual. (व्यक्ति के व्यवहार को प्रभावित करने वाले कारक लिखिए)

उत्तर (A) परिभाषा (Definition)

व्यवहार का अर्थ है वातावरण के प्रति व्यक्ति की प्रतिक्रिया। वातावरण दो प्रकार का होता है शारीरिक वातावरण (Physical enviroment) तथा सामाजिक वातावरण (Social enviroment)। यह वातावरण किसी न किसी रूप में व्यक्ति पर प्रभाव डालता है। व्यक्ति का व्यवहार बचपन से वृद्धावस्था तक विकसित होता है।

या

अधिगम प्रतिशील व्यवहार अनुकूलन की एक प्रक्रिया है। व्यवहारवादी अथवा सहचार्यवादी सिद्धांत की विचारधारा के अंतर्गत उद्दीपन एक अधिकारण या शक्ति है तो ग्रिहता (Receptor) के बाहर एक वस्तु है तथा जो उपयुक्त ग्रिहता में अनुक्रिया उत्तेजित करने में समर्थ है।

रोग से ग्रस्त व्यक्ति का व्यवहार (Illness behavior)

रोग से ग्रस्त व्यक्ति की प्रतिक्रिया के तरीके में शामिल है व्यक्ति का बीमारी का बखान, बीमारी को मॉनीटर करना बीमारी ठीक करने के लिए उपचार लेना तथा, स्वास्थ्य सेवाओं का लाभ उठाना।

रोग से ग्रस्त व्यक्ति के व्यवहार के निर्धारक (Determinant of illness)

- रोग के लक्षणों को पहचानना।
- रोगी लक्षणों को कितनी गंभीरता से ग्रहण कर रहा है।
- जानकारी, ज्ञान एवं रोगी की सांस्कृतिक कल्पना
- परिवार के कार्य तथा सामाजिक क्रियाओं में विघ्न।
- लक्षण के आगमन की अवधि
- व्यक्ति की सहन करने की शक्ति का स्तर
- उपचार के संसाधनों से समीपता।

रोगी की बीमारी के व्यवहार की स्टेज (Stages of illness behavior)

- लक्षण का अनुभव
    - शारीरिक लक्षणों के प्रति जागरुकता (Awareness about physical symptoms)
    - दर्द, रेशेस एवं लम्प (Pain, rashes and lump)
- बीमार होने की मान्यता (Assumption of sick role)
    - बीमार होने को स्वीकृत करना एवं निश्चित करना। (Acceptance of disease and confirmation)
    - स्वयं की इलाज (Treatment of self)
    - बहाने (Excuses)
    - भावनात्मक प्रतिक्रिया (Emotional reaction)
    - यदि बीमारी बनी हुई है तो प्रोफेशनल सहायता प्राप्त करें (Accepting professional help in case of disease)
- मेडिकल देखभाल से जुड़ना (Medical care contact)
    - प्रोफेशनल सलाह लेना (Taking professional help)
    - निदान को स्वीकृत या अस्वीकृत करना (Accepting and rejecting diagnosis)
    - उपचार की विधि का पालन करना (Following the treatment)
- निर्भर होने की भूमिका (Acceptance of dependency)
    - मदद के लिए चिकित्सक एवं अन्य लोगों पर निर्भर होना
    - प्राथमिक देखभालकर्ता पर निर्भरता को स्वीकार करना

- ठीक होना एवं पुर्नवासन (Recovry and stabilitation)
  - निर्भरता की भूमिका को छोड़ना
  - बिमारी से पहले वाली भूमिका को स्वीकृत करना
  - तीव्र रोग है तो जल्दी आराम मिलेगा
  - दीर्घकालिक रोग है तो लंबे समय में आराम मिलेगा

स्वास्थ्य व्यवहार (Health behaviour)

- स्वास्थ्य व्यवहार उस व्यवहार को कहते हैं जिसमें व्यक्ति बीमारियों की रोकथाम के प्रति कदम उठाता है और अपने स्वास्थ्य की देखभाल करने के लिए सकारात्मक कदम उठाता है।
- इस व्यवहार में व्यक्ति बीमारी की रोकथाम के लिए सभी आवश्यक कदम उठाता है जैसे टीकाकरण, चिकित्सकीय जांच, पोषक भोजन, व्यायाम आदि।
- Health belief model के अनुसार व्यक्ति का स्वास्थ्य संबंधित व्यवहार इस बात पर निर्भर करता है कि वह किसी स्वास्थ्य संबंधी खतरे को लेकर कितना प्रभावित है, जैसे किसी के घर में यदि मधुमेह का रोगी है तो घर के बाकी सदस्य वह सारे कदम उठाएँगे जिससे मधुमेह की रोकथाम की जा सके।
- स्वास्थ्य के प्रति व्यक्ति का व्यवहार, संभावित कीमत एवं उससे जुड़े फायदे या जोखिम पर निर्भर करता है।
- यदि व्यक्ति को यह आभास है कि किसी प्रकार की बीमारी होने पर जान–माल का नुकसान अधिक है लेकिन उसकी रोकथाम करने की कीमत एवं प्रयत्न कम तो उसका व्यवहार उसी दिशा में कार्यरत हो जाता है।

5.3 **(a) Define emotions. (भावना को परिभाषित करें?)**

(b) What are the major emotions (प्रमुख भावनाएं क्या है?)

(c) Describe with an example. How it can be controlled when dealing with a patient. (एक उदहारण के साथ वर्णन करें की रोगी के साथ व्यवहार करते समय इसे कैसे नियंत्रित किया जा सकता है?)

उत्तर परिभाषा

किसी प्रकार की शारीरिक हलचल, उत्तेजना या उद्दीपक एवं जागरुकता की स्थिति को व्यक्त करने की प्रक्रिया को संवेग कहते हैं।

—PT Jung

या

संवेग शरीर की आंदोलित अवस्था है, यह अनुभूति की क्षुब्ध अवस्था है। यह एक अस्त–व्यस्त पेशियों एवं ग्रन्थि की क्रिया होती है।

—Wood Worth

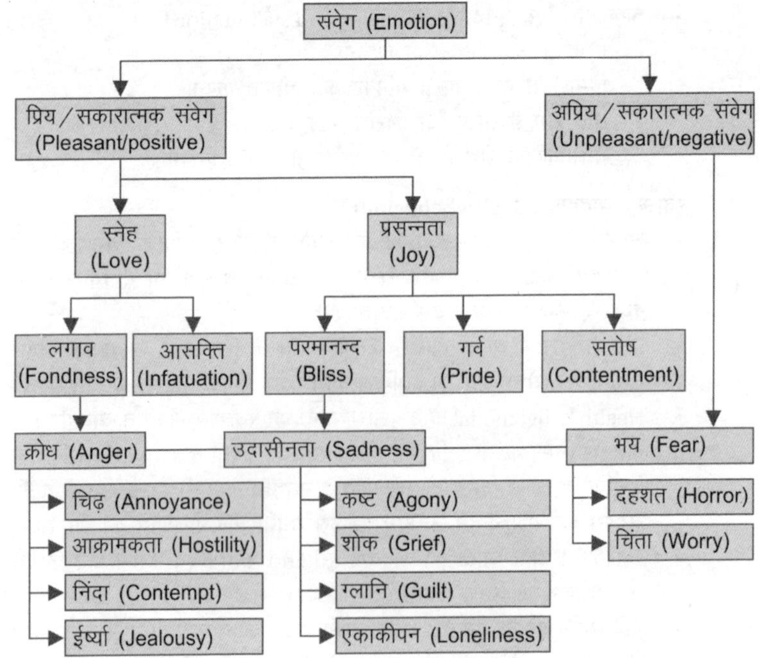

- **स्नेह (Love):** जब व्यक्ति किसी दूसरे व्यक्ति के प्रति वचनबद्धता (Commitment) रखता है तो उस भाव को स्नेह कहते हैं। यह एक सकारात्मक संवेग है, जो कि व्यक्ति के विकास एवं समायोजन में सहायक होता है।

- **प्रसन्नता (Joy):** जब व्यक्ति के प्रेरक संतुष्ट होते हैं, उस समय जो भाव उत्पन्न होते हैं उन्हें प्रसन्नता कहते हैं।

- **क्रोध (Anger):** यह एक आक्रामक एवं नकारात्मक संवेग है, जो व्यक्ति के कार्य में विघ्न डालकर उसके विश्वास में बाधा उत्पन्न करता है तथा व्यक्ति को विफल बनाता है।

- **उदासीनता (Sadness):** जब व्यक्ति के जीवन में कोई प्रिय वस्तुए, व्यक्ति या उद्देश्य खो जाता है, तो वह उदास हो जाता है। यह एक नकारात्मक संवेग है, जिसमें व्यक्ति रोता है तथा क्रिया करना बन्द कर देता है।

- **भय (Fear):** यह व्यक्ति का आंतरिक अनुभव है, जिससे वह भय उत्पन्न करने वाली स्थितियों से बचना चाहता है।

भावनाओं पर नियंत्रण करने की विधि

- अपने शारीरिक स्वास्थ्य की देखभाल (Take care of your physical health): व्यक्ति का शारीरिक स्वास्थ्य उसके मानसिक स्वास्थ्य को प्रभावित करता है। इसलिए यदि व्यक्ति अपने शरीर का ध्यान रखे एवं उसे स्वस्थ रखे तो उसका मानसिक सावस्थ ठीक रहता है एवं उसकी भावनाएँ नियंत्रित रहती हैं। व्यक्ति (नर्स) को नियमित व्यायाम करना चाहिए, पोषक भोजन खाना चाहिए तथा पूर्ण आराम एवं नींद प्राप्त करनी चाहिए।

- अपने कौशल को सुधारने में ध्यान केन्द्रित करना (Focus on mastering your skills): नर्स को अपने कौशल को सुधारने में ध्यान केन्द्रित करना चाहिए। इससे उसकी कार्य क्षमता बढ़ती है, उसे अपने काम के प्रति आत्मविश्वास पैदा होता है एवं वह अपनी घबराहट को दूर कर रोगी को सही तरीके से देखभाल प्रदान कर सकती है।

- प्रतिरोध क्षमता को अभ्यास करना (Practice resilience): नर्स को सकारात्मक सोच का निर्माण करना चाहिए। अपने वातवरण में आत्मविश्वासपूर्वक काम करने एवं हर प्रकार की चुनौतियों का सामना करने से उसमें प्रतिरोधक्षमता विकसित होती है। इस क्षमता के चलते नर्स अधिक दबावपूर्ण वातावरण में भी सरलता से काम कर पाती है।

- गहरी साँस लेना एवं ध्यान करना (Practice deep breathing and meditation) ऐसा करने से नर्स का समायोजी व्यवहार (coping behavior) सुधरता है। वह अपने कार्य को पूरा करते समय तनाव एवं घबराहट को कम कर सकती है।

- अन्य विधि जिसके द्वारा नर्स अपनी भावनाओं पर नियंत्रण कर सकती है, वह है–
  - अपनी भावनात्मक ताकतों एवं कमजोरियों को समझना तथा उन्हें स्वीकार करना।
  - हर स्थिति के प्रति सकारात्मक भाव रखना।
  - दर्द, सहनशीलता, कष्ट एवं मृत्यु को प्राकृतिक क्रिया का भाग समझ कर स्वीकार करना
  - रोगी एवं उसके परिवार से सहानुभूति रखना। उनकी परेशानी समझना परंतु उसे अपनी परेशानी न बनाना।
  - अपनी भावनाओं को अपने परिवार, करीबी लोगों या दोस्तों से बाँटना तथा उन्हें अपने अंदर इकट्ठा न करना।

5.3 **(a)** Describe types of defence mechanism. (रक्षा तंत्र के प्रकारों का वर्णन करें)

(b) Write the rights of individual in a democratic society. (एक लोकतान्त्रिक समाज में व्यक्ति के अधिकार लिखिए?)

उत्तर (a) वर्ष 2019 की प्रश्न संख्या 4.4 देखें।

(b) भारतीय नागरिक के अधिकार **(Rights of Indian citizen)**

- **स्वतंत्रता का अधिकार (Rights to freedom/liberty):** इसके अंतर्गत प्रत्येक व्यक्ति को अपने विचार व्यक्त करने, व्यवसाय करने, देश में घूमने, संगठन बनाने एवं अपने प्राण आदि की स्वतंत्रता का अधिकार है। यह अधिकार राज्य एवं राष्ट्र की सुरक्षा के हित में कभी–कभी प्रतिबंधित किए जा सकते हैं।

- **समानता का अधिकार (Rights to equality):** यह प्रत्येक भारतीय नागरिक का मूलभूत (Basic) अधिकार है। इस अधिकार के अंतर्गत सभी भारतीय नागरिक अपने लिंग, जाति, धर्म आदि के बावजूद समान हैं। सभी नागरिकों को शिक्षा एवं नौकरी पाने के लिए समान अवसर पाने का अधिकार है, वह भी बिना किसी भेदभाव के।

- **धार्मिक स्वतंत्रता का अधिकार (Right to freedom of religion):** भारत के सभी नागरिकों को कोई भी धर्म स्वीकारने, उसका अनुसरण एवं प्रसार करने का पूरा अधिकार है।

- **शोषण के विरुद्ध अधिकार (Right against exploitation):** बिना अनुमति या जबरदस्ती से लिया गया कार्य दंडनीय अपराध माना गया है यदि 14 वर्ष की आयु से कम आयु के बच्चों से श्रम कराया जाता है, तो उसे भी दंडनीय करार दिया जाता है।

- **सम्पत्ति का अधिकार (Right to property):** इस अधिकार के अंतर्गत प्रत्येक भारतीय को संम्पति खरीदने एवं रखने का अधिकार प्राप्त है।

- **शिक्षा का अधिकार (Right to education):** भारतीय संविधान के अनुसार भारत के सभी नागरिकों को शिक्षा पाने का अधिकार है और इस पर उनके धर्म, जाति, वर्ग, रंग या लिंग का कोई प्रभाव नहीं होगा।

- **संवैधानिक उपचारों का अधिकार (Right to constitutional remedies):** यदि नागरिक के किसी भी संवैधानिक अधिकार का हनन होता है, तो वह भारतीय न्यायपालिका से अपने अधिकारों की रक्षा करने का अनुरोध कर सकता है।

5.5. **(a) Define attitude. (रवैया परिभाषित करें?)**

(b) How attitude is formed. (रवैया कैसे बनता है?)

(c) How will nurse changes the negative attitude of patient into a positive one? (नर्स मरीज के नकारात्मक रवैये को सकारात्मक में कैसे बदलेगी?)

उत्तर **मनोवृत्ति का निर्माण (Formation of attitude)**

मनोवृत्ति व्यक्तिगत अनुभव एवं समाज के साथ अन्तःक्रिया द्वारा सीखी जाती है। इसके आलावा अन्य कारक भी हैं जो मनोवृत्ति बनाने में भाग लेते हैं। वह कारक हैं।

- धर्म (Religion)
- दर्शन (Philosophy)
- विचारधारा (Thought process)
- संस्कृति (Culture)
- भौगोलिक स्थिति (Geographical location)
- पहनावा (Dressing up)
- खानपान (Food culture)
- इतिहास (History)
- विरासत (Heritage)
- न्याय प्रणाली (Judiciary system)
- समाज (Society)

नर्स निम्नलिखित तकनीकों द्वारा नकारात्मक सोच को सकारात्मक सोच में परिवर्तित कर सकती है

- **शास्त्रीय पावलोवियन कंडीशनिंग (Literal/pavlovian conditioning):** इस तकनीक में व्यक्ति को बार—बार एक सकारात्मक और तटस्थ उत्तेजना के संपर्क में लाया जाता है तथा कुछ समय बाद तटस्थ उत्तेजनाओं की प्रतिक्रिया सकारात्मक उत्तेजनाओं की प्रतिक्रिया के समान हो जाती है।

- **इंस्ट्रूमेंटल कंडीशनिंग (Instrumental conditioning):** एक ऐसी प्रक्रिया जिसमें पुरस्कृत होने पर सकारात्मक व्यवहार में नकारात्मक व्यवहार के विपरीत पुनरावृत्ति की संभावना अधिक होती है, जिसे दोहराए जाने पर सजा मिलती है और इस प्रकार पुनरावृत्ति की संभावना कम होती है। उदाहरणः यदि रोगी किसी थैरेपी में अच्छा कर रहा है तो नर्स उसकी प्रशंसा करे या उसे परिवार से मिलने का कुछ अधिक समय सराहना के रूप में दे, तो रोगी का नजरिया सकारात्मकता की ओर बढ़ सकता है।

- **सामाजिक अवलोकन (Social observation):** इसमें नर्स रोगी के परिवार एवं आसपास के लोगों को शिक्षित करे कि किस प्रकार वह रोगी का मनोबल बढ़ा सकते हैं और उसके सामने अच्छी एवं सकारात्मक बातें कर

सकते हैं। जैसे रोगी को यह बताने की बजाय कि उसकी जैसी बीमारी वाले रोगी की मृत्यु हो गई; परिवार वाले ऐसा उदाहरण दें जिसमें रोगी की बीमारी वाले मरीजों का स्वास्थ्य सुधर गया और वो घर चले गए।

- रोगी को किसी भी व्यक्ति में, चीज में, चिकित्सा में, हालात के सुधार में अच्छी से अच्छी बातें बताएँ एवं इन सबमें अच्छाई ढूँढने के लिए प्रेरित करें।
- यदि रोगी पढ़ने में सक्षम है और शौकीन है तो उसे प्रेरक, सकारात्मक विषयों की किताबें प्रदान करें।

5.6   **(a) Define family. (परिवार को परिभाषित करें?)**

(b) What are the types of family seen in community. (समुदाय में किस प्रकार के परिवार देखे जाते हैं?)

(c) Explain how family is the basic unit for health services. (बताएं की परिवार स्वास्थ्य सेवाओं की बुनियादी इकाई कैसे हैं?)

उत्तर परिवार की परिभाषा **(Definition of family)**

परिवार वह जैविक–सामाजिक (Biological-social) इकाई है जिसमें पति–पत्नी एवं संतान होती हैं।

—(Eliot and Merrill)

या

परिवार पति एवं पत्नी के बीच का एक स्थाई या अस्थायी सम्बन्ध है, जिसमें बच्चे हो भी सकते हैं, नहीं भी हो सकते।

—(Ogburn and Nimkoff)

या

परिवार पर्याप्त निश्चित यौन सम्बन्ध एवं लालन–पालन की व्यवस्था करता है।

—(MacIver)

परिवार के प्रकार का कई आधारों पर वर्गीकरण किया जाता है–

- अधिकार के आधार पर (Authority basis/power basis).
    - मातृसत्तात्मक (Matriarchal)
    - पितृसत्तात्मक (Patriarchal)
- संख्या के आधार पर (Number or depth of generation basis)
    - एकल परिवार (Nuclear family)–पति–पत्नि–बच्चे (2 पीढ़ी)
    - संयुक्त परिवार (Joint family)–इसमें तीन या चार पीढ़ी साथ होती हैं।
    - विस्तृत परिवार (Extended family)–सदस्यों की संख्या अधिक होती है।
- निवास के आधार पर (On residence basis)
    - पितृ स्थानीय परिवार (Patrilocal)
    - मातृ स्थानीय परिवार (Matrilocal)
    - नवस्थानीय परिवार (Changing residence)

- **विवाह के आधार पर (On marriage basis)**
  - एक विवाह (Monogamous)
  - बहु विवाह (Polygamous/Polyandrous)
- **वंशनाम के आधार पर (On lineage basis)**
  - पितृ वंशीय परिवार (Paternal family)
  - मातृ वंशीय परिवार (Maternal family)

पारिवारिक स्वास्थ्य सेवाओं की एक मूलभूत इकाई (A basic unit for family health services)

- एक व्यक्ति का स्वास्थ्य उसके परिवार के स्वास्थ्य पर निर्भर करता है।
- परिवार के सदस्यों में एक अंतरव्यक्तिगत (interpersonal) संबंध एवं निर्भरता (dependency) होती है।
- परिवार का आकार, ढाँचा, आय शैक्षणिक स्तर, वातावरण आदि परिवार के स्वास्थ्य के मानक को प्रभावित करते हैं।
- परिवार एक दूसरे के लिए सर्पोट ग्रुप का कार्य करता है।
- परिवार में – एक व्यक्ति की बीमारी पूरे परिवार को प्रभावित करती है।
- यदि व्यक्ति बीमार है तो उसकी समस्या परिवार में आसानी से सुधर जाती है।
- परिवार के रीति–रिवाज, आदतें तथा सामाजिक एवं सांस्कृतिक स्तर व्यक्ति के स्वास्थ्य के जोखिम और सुधार को प्रभावित करता है।
- परिवार स्वास्थ्य सेवाओं के द्वारा समुदाय को संपूर्ण स्वास्थ्य सेवाएँ प्रदान करना।
- एक सफल परिवार का स्वास्थ्य पारिवारिक स्वास्थ्य देखभाल सेवाओं द्वारा प्रदान किया जाता है।

PSYCHOLOGY AND SOCIOLOGY

September 2020

Course: Diploma in General Nursing and Midwifery   **Year:** Third

Subject: Psychology and Sociology   **M. Marks:** 75

Time: 3 hours

---

1   **Four options of answer of each question are given, only one option is correct. Choose and write only the correct option after writing Question No.**   **5**

1.1   **Loss of memory is called:**

स्मृति की हानि को कहा जाता है—

(a) Hallucination (भ्रम)

(b) Perception (अवबोधन)

(c) Amnesia (स्मतिलोप)

(d) Thinking (सोचना)

उत्तर (c) Amnesia (स्मृतिलोप)   1

1.2   **The subject matter of the study of sociology is:**

समाजशास्त्र के अध्ययन का विषय है—

(a) Sociology (समाजशास्त्र)

(b) Psychology (मनोविज्ञान)

(c) Society (समाज)

(d) Man (मानव)

उत्तर (c) Society (समाज)   1

1.3   **Who is the father of sociology?**

समाजशास्त्र के पिता कौन है?

(a) Aristotle (अरस्तू)

(b) Robert (रोबर्ट)

(c) Louis Pasteur (लूइस पास्चर)

(d) None (कोई नहीं)

उत्तर (d) None (कोई नहीं)   1

1.4   **The Hindu marriage act come in to power on:**

हिन्दू विवाह अधिनियम लागू हुआ—

(a) 18 May 1954 (18 मई 1954)

(b) 18 May 1955 (18 मई 1955)

(c) 18 MAY 1956 (18 मई 1956)

(d) 18 May 1957 (18 मई 1957)

उत्तर (b) 18 May 1955 (18 मई 1955)   1

1.5 **Sociomarphology means:**
समाजशास्त्र का अर्थ है:

(a) Population (जनसँख्या)

(b) Density (घनत्व)

(c) Distribution (वितरण)

(d) All of these (सभी)

उत्तर (d) All of these (सभी)   1

2. **Choose right and wrong in the following statements:**   5

2.1 **Psychology word firstly used by Rudoif Gockel.**
साइकोलोजी शब्द का प्रयोग सर्वप्रथम रुडोल्फ गोइकल ने किया था ।

उत्तर सही   1

2.2 **Psycho means the soul of the human.**
साइको शब्द का अर्थ आत्मा है।

उत्तर सही   1

2.3 **Scope of Psychology has two part.**
मनोविज्ञान क्षेत्र के 2 भाग होते हैं।

उत्तर गलत   1

2.4 **Community is a group of people.**
समुदाय व्यक्तियों का समूह होता है।

उत्तर सही   1

2.5 **Human is social animal according to Aristotle.**
अरस्तू के अनुसार मनुष्य एक सामाजिक प्राणी है।

उत्तर सही   1

3. **Fill in the blanks:**   5

3.1 **Formula of intelligent quotient is ....**
इंटेलिजेंट कोसेंट का फार्मूला .... है।

उत्तर MA/CA X100   1

3.2 **The property which a women brings with her or is given to her at the time of marriage ....**
एक महिला द्वारा शादी में लायी गयी सम्पत्ति को .... कहते हैं ।

उत्तर Dowry   1

3.3   .... is the basic unit of sociology

समाजशास्त्र की मूल इकाई .... है ।

उत्तर   Family   1

3.4   **Failure to recall a fact is ....**

एक तथ्य को याद करने की विफलता है..............

उत्तर   Forgetting   1

3.5   **Full form of UNICEF is ....**

यूनिसेफ का पूर्ण रूप है..............

उत्तर   United Nations Children's Fund   1

4.   **Write short notes on any 3 of the following:**

4.1   **Difference between caste and class.**

जाति एवं वर्ग में अन्तर लिखिए।

उत्तर   जाति और वर्ग में अन्तर **(Difference between caste and class)**

जाति *(Caste)*	वर्ग *(Class)*
1. व्यक्ति की जाति का निर्धारण उसके जन्म एवं वंश के आधार पर होता है।	1. व्यक्ति के वर्ग का निर्धारण उसकी सामाजिक, शैक्षणिक एवं व्यावसायिक योग्यता के आधार पर होता है।
2. यह प्रगति रोधक होती है, क्योंकि इसमें लोगों की विचारधारा संकीर्ण होती है।	2. यह प्रगतिवर्धक होता है, क्योंकि इसमें लोगों की विचारधारा का कोई महत्व नहीं होता है।
3. यह एक रुढ़िवादी विचारधारा है, जिसमें परिवर्तन लाना बहुत कठिन होता है।	3. व्यक्ति अपनी योग्यता के आधार पर अपने वर्ग में परिवर्तन ला सकता है।
4. इसमें अधिक सामाजिक एवं व्यक्तिगत प्रतिबंध पाये जाते हैं, जो प्रचलित सामाजिक रीति रीवाज एवं विश्वास के कारण पाये जाते हैं।	4. इसमें व्यक्ति के ऊपर कोई भी सामाजिक एवं सांस्कृतिक प्रतिबंध नहीं होता है।
5. यह सामाजिक दूरी एवं खण्डता को बढ़ावा देता है	5. इसमें ऐसा कोई भेद नहीं पाया जाता है
6. उदाहरण– ब्राह्मण, क्षत्रिय	6. उदाहरण– अमीर, गरीब

4.2   **Write the errors of perception** (धारणा की त्रुटी लिखिए।)

उत्तर   धारणा की परिभाषा– **(Definition of Perception)**

धारणा व्यक्ति के व्यवहार का एक जागरूकता पूर्ण पहलू है, जो वातावरण में परिवर्तन की जानकारी प्राप्त कर उसे व्यवहार में उपयोग में लाने हेतु समर्थ बनाती है।

धारणा में होने वाली त्रुटि **(Errors of perception)**

- भ्रम (Illusion)–असली धारणा को गलत समझना या उसका गलत अर्थ निकालना भ्रम कहलाता है, इसे मिथ्या बोध की स्थिति भी कहते हैं।
  - यह भ्रम सुनने या देखने में त्रुटि के कारण होता है।
  - उदाहरण– रात को सफेद कपड़े को देखकर भूत मान लेना।

- मति भ्रम (Hallucination)– किसी बाहरी उद्दीपक (External stimulus) के अभाव में होने वाली काल्पनिक धारणा (perception) को मति भ्रम कहते हैं। इसमें व्यक्ति काल्पनिक वस्तु देखता है, या काल्पनिक आवाजें सुनता है। ये अधिकतर मानसिक रोगियों में पाया जाता है।
  उदाहरणः– हवा में कुछ उड़ते देखना, जो असल में नहीं है।
- **धारणा शून्यता (Imperception)**– इसमें व्यक्ति पहचान की क्षमता को खो देता है।

4.3 Characteristic of unhealthy person.
अस्वस्थ व्यक्ति की विशेषताएं लिखिए।

उत्तर अस्वस्थ व्यक्ति की विशेषताएँ (Characteritics of unhealthy person)

- तीव्रता से वजन घटना (Rapid weight loss): यदि व्यक्ति का वजन 6 महीने के अंदर पूरे वजन का दस प्रतिशत घट रहा है, तो यह अस्वस्थता की विशेषता है।
- मूड का बदलते रहना (Mood swing): यदि व्यक्ति का मूड निरंतर बदल रहा है तथा एकाग्र नहीं हो रहा है।
- सिरदर्द (Headache): कम अवधि के सिरदर्द जो रात या सुबह अधिक बढ़ जाते हैं।
- थकान (Fatigue): यदि व्यक्ति अच्छे खाने और आराम प्राप्त करने के बाद भी निरंतर थकान महसूस करे तो उसके शरीर में कुछ अस्वस्थता है।
- घावों का धीमें भरना (slow healing): डायबिटीज जैसे रोग होने पर व्यक्ति के घाव धीमे भरते हैं।
- अच्छी नींद न आना (sleeping poorly): व्यक्ति यदि रात में ठीक से सो नहीं पाता या उसके सोने के समय अनुचित एवं नियमित नहीं है तो व्यक्ति अवस्थ महसूस करता और दिखता है।
- कमर का बढ़ना (Increasing waist size): यदि व्यक्ति का कमर 35 इंच या उसके अधिक है तो वह व्यक्ति अस्वस्थ माना जाता है।
- मूत्र का गहरे पीले रंग का होना (Dark yellow urine) यदि व्यक्ति उचित मात्रा में पानी नहीं पीता या उसका मूत्र गहरे पीले रंग का है तो उसे अस्वस्थता का चिन्ह मान सकते हैं।
- खर्राटे लेना (snoring): यदि व्यक्ति सोते में खर्राटे लेता है तो वह sleep apnea से ग्रस्त है।
- हर समय घबराहट रहना (Always anxious): जब व्यक्ति हर समय घबराया रहता है तो इसका असर उसके शारीरिक लक्षणों पर भी दिखने लगता है।

4.4 Social stratification. (सामाजिक स्तरीकरण)
उत्तर वर्ष 2019 की प्रश्न संख्या 4.5 देखें।

4.5 Define marriage and its types.

विवाह को परिभाषित कीजिये तथा इसके प्रकार लिखिए।

उत्तर वर्ष 2019 की प्रश्न संख्या 5.5 देखें।

4.6 Illusion. (भ्रम)

उत्तर भ्रांति (illusion)

परिभाषा **(Definition):** जब व्यक्ति को गलत अवधारणा (false perception) होती है, उसे भ्रांति कहते हैं। उदाहरण अंधेरे में रस्सी को साँप समझना।

प्रकार **(Types)**

- दृष्टि की भ्रांति (Visual Illusion): जब व्यक्ति को कोई चित्र असली लगे जबकि वह असल में न हो।
- श्रवण की भ्रांति (Auditory illusion): व्यक्ति को वह आवाजें सुनाई देती हैं, जो असली में उपस्थित नहीं होती है।
- स्पर्शनीय भ्रांति (Tactile illusion): जब व्यक्ति को ऐसी चीजों के स्पर्श की भ्रांति होती है जो नहीं हो जैसे फेन्टम पैर (Phantom leg)
- समय की भ्रांति (Temporal illusion): जब व्यक्ति को समय की अवधारणा की गलत भ्रांति रहती है उसे सही समय का अहसास नहीं हो पाता।

Answer in details of any 4 of the following:

5.1 Explain growth and development and factors affecting growth and development.

वृद्धि एवं विकास को समझाइये तथा उसको प्रभावित करने वाले कारकों का वर्णन कीजिये।

उत्तर वृद्धि **(Growth)**

वृद्धि वह प्रक्रिया है जिसमें शारीरिक परिपक्वता (Physical maturation) होती है, जिसका कारण होता है शरीर के आकार तथा अन्य अंगों में बढ़ोत्तरी होना। यह सेल के गुणा (Multiply) होने तथा Intracellular पदार्थ के बढ़ने का कारण होता है।

विकास **(Development)**

- यह व्यक्ति की क्रियात्मक एवं शरीर–क्रिया (Functional and Physiological) परिपक्वता की क्रिया होती है।
- इसमें शामिल हैं, मानसिक, भावात्मक एवं सामाजिक परिवर्तन।

वृद्धि और विकास को प्रभावित करने वाले कारक **(Factors influencing growth and development)**

- **आनुवांशिक कारक (Genetic Factor)**

  आनुवांशिकता बच्चों के वृद्धि एवं विकास को प्रभावित करती है। विभिन्न विशेषताएँ जैसे लम्बाई, शारीरिक ढाँचा, त्वचा का रंग, आँखों एवं बालों का रंग आदि बच्चों को अपने माता–पिता के Genes से मिलता है।

- **लिंग (Sex):** लिंग के आधार पर भी वृद्धि एवं विकास निर्भर करता है। लड़कों की लम्बाई एवं वज़न लड़कियों की अपेक्षा अधिक होता है। लेकिन लड़कियाँ लड़कों की अपेक्षा जल्दी परिपक्व हो जाती है।

- **प्रजाति एवं नागरिकता (Race and nationality):** विभिन्न प्रजाति की वृद्धि अलग होती है। जैसे अमेरिकन एवं भारतीय व्यक्ति की लम्बाई, रंग आदि अलग होता है।

- **माँ से संबंधित कारक (Maternal Factors):** गर्भावस्था के समय माँ की स्थिति, पोषण स्तर एवं रोग, शिशु के विकास को प्रभावित करते हैं। यह कारक हैं गर्भावस्था के समय
    - माँ का पोषण स्तर (Nutritional status of mother).
    - माँ के संक्रमण (Maternal infections) जैसे HIV, TORCH
    - माँ द्वारा लिए जाने वाले ड्रग्स (Maternal substance abuse)
    - माँ की बीमारी (Maternal illness) जैसे रक्तचाप, हृदय रोग आदि।
    - हॉर्मोन का भ्रूण की वृद्धि पर प्रभाव (Hormonal effect on fetal growth)

- **शिशु का जन्म के समय वजन (Weight during birth):** यदि जन्म के समय शिशु छोटा या कम वजन का है, तो उसकी वृद्धि इसी दर से होती है। यदि वह बड़ा या अधिक वजन का है, तो उसकी वृद्धि उसी दर से होगी।

- **पोषण (Nutrition):** बच्चे को अहार में उचित एवं पर्याप्त पोषण देने से उसकी वृद्धि एवं विकास उचित दर से होता है। अच्छा पोषण प्राप्त करने वाला बच्चा, अच्छी शारीरिक एवं मानसिक वृद्धि प्राप्त करता है।

- **बचपन की बीमारी (Childhood illness):** बचपन के समय शिशु के रोग एवं संक्रमण उसकी वृद्धि एवं विकास को प्रभावित करते हैं। जैसे हृदय रोग (RHD, CHD), गुर्दे के रोग (Nephrotic syndrome), यकृत रोग (Cirrhosis) आदि।

- **भौतिक वातावरण (Physical environment):** शिशु के रहने का स्थान, अवस्थाएं, सुरक्षा विधि, वातावरण, स्वच्छता आदि भी शिशु के विकास को प्रभावित करते हैं।

- **मानसिक वातावरण (Psychological environment):** स्वस्थ्य परिवार, अच्छे शिशु–अभिभावक संबंध तथा परिवार के सदस्यों में अच्छे परस्पर संबंध, दोस्तों का समूह, आस–पड़ोस भी शिशु की वृद्धि एवं विकास को प्रभावित करते हैं।

- **सांस्कृतिक प्रभाव (Cultural influence):** एक शिशु की वृद्धि एवं विकास उसकी संस्कृति पर भी निर्भर करती है। उसकी आदतें, स्वास्थ्य के प्रति रवैया, शिक्षा स्तर, सामाजिक रीतियाँ भी शिशु की वृद्धि एवं विकास को प्रभावित करती हैं।

- **सामाजिक एवं आर्थिक स्थिति (Socio economic status):** निम्न आर्थिक स्तर का वातावरण, वृद्धि एवं विकास पर प्रतिकूल प्रभाव डालता है तथा मध्य एवं उच्च आर्थिक स्तर के शिशुओं में वृद्धि एवं विकास अनुकूल होता है।
- **मौसम एवं वातावरण (Season and climate):** गर्मी के समय वनज में वृद्धि अधिक होती है। विभिन्न देश का वातावरण विभिन्न प्रकार से वृद्धि एवं विकास को प्रभावित करता है।
- **खेल कूद एवं व्यायाम (Play and exercise):** खेल–कूद एवं व्यायाम शरीर–क्रियाओं तथा पेशियों के विकास में सहायक होता है।
- **बच्चे की जन्म स्थिति (Birth order of child):** बच्चे के जन्म की स्थिति भी उसकी वृद्धि एवं विकास को प्रभावित करती है।

5.2   Define motivation. Its type, source and importance in nursing.
अभिप्रेरणा को परिभाषित कीजिये तथा इसके प्रकार स्त्रोत एवं नर्सिंग में महत्त्व को समझाइये।

उत्तर प्रेरणा (Motivation):

प्रेरणा का अर्थ है वह विशेष आंतरिक अवस्था जो क्रिया को शुरू करने एवं बनाए रखने के लिए जरूरी होती है।

—JP Gillford

प्रेरणा एक आंतरिक घटक, अवस्था या तत्परता (readiness) है, जो किसी क्रिया या व्यवहार को शुरू करने के लिए जिम्मेदार होती है।

प्रेरकों का वर्गीकरण (Classification of motives)

प्रेरकों का वर्गीकरण निम्नलिखित प्रकार से किया जाता है:–

- **प्राथमिक / शारीरिक प्रेरक (Primary/physiological motives):** यह आधारभूत प्रेरक होते हैं जो प्रत्येक व्यक्ति के जीवन में आवश्यक होते हैं। व्यक्ति के जीवन का मुख्य उद्देश्य इन्हीं प्रेरकों को पाने का होता है। यह प्रेरक इस प्रकार है–
  - भूख का प्रेरक (Hunger motives)–
    - यह सबसे प्राथमिक प्रेरक होता है। यदि व्यक्ति की भूख संतुष्ट नहीं होती है तो धीरे–धीरे उसके व्यवहार में बदलाव आने लगता है, जो नैतिक पतन की ओर अग्रसर रहता है।
    - जब व्यक्ति की भूख संतुष्ट होती है तो उसकी क्रिया एवं प्रक्रिया सामान्य रहती है।
  - प्यास का प्रेरक (Thirst motives)–
    - जब व्यक्ति को बहुत समय तक पानी न मिले तो वह विचलित हो जाता है।

- श्वसन, निद्रा एवं निष्कासन का प्रेरक (Motives of respiration, sleep and elimination)
  ○ व्यक्ति सांस लिए बिना जिंदा नहीं रह सकता इसीलिए यह व्यक्ति का प्राथमिक प्रेरक है।
  ○ प्रतिदिन शारीरिक एवं मानसिक आराम के लिए नींद अत्यधिक आवश्यक होती है, अनिद्रा अथवा कम निद्रा मानसिक असंतुलन एवं कुसमंजन उत्पन्न करती है।
  ○ जब तक व्यक्ति अपनी निष्कासन की जरूरतें पूरी नहीं कर लेता वह बेचैन रहता है। तथा उसे तभी आराम मिलता है। जब उसकी निष्कासन प्रक्रिया पूरी हो जाती है।
- काम–उत्तेजना का प्रेरक (Sex motives)
  ○ Frued के अनुसार काम–उत्तेजना प्रवृत्ति मानव प्रेरकों में सबसे महत्वपूर्ण प्रेरक होती है।
  ○ यौन व्यवहार व्यक्ति के सामाजिक, पारिवारिक एवं सांस्कृतिक कारकों से प्रभावित होता है, इसी कारण स्त्री एवं पुरूषों में काम प्रवृति की प्रबलता अलग–अलग होती है।
  ○ यह प्रेरक, व्यक्तित्व एवं व्यक्ति की उन्नति एवं सामाजिक संरचना को गहराई से प्रभावित करता है।

- **सामाजिक या द्वितीयक प्रेरक (Social/secondary motives)**
मनुष्य एक सामाजिक प्राणी है इसलिए व्यक्ति के व्यवहार को सामाजिक प्रेरक प्रभावित करते हैं। यह प्रेरक हैं –
- सहबद्धता (Affiliation)–
  ○ व्यक्ति सदैव सामाजिक संबंधों से मोह रखता है एवं उनसे जुड़ना चाहता है।
  ○ वह समूह से प्राप्त होने वाले लाभों के मूल में यह प्रेरणात्मक कार्य करता है।
- ओहदे की आवश्यकता (Need for status)–
  ○ प्रत्येक व्यक्ति की इच्छा होती है कि उसे समाज में कोई ओहदा मिले ताकि वह लोगों में अपना सम्मान एवं लोकप्रियता बढ़ा सके।
- प्रभुत्व प्रेरक (Power motives)–
  ○ मनुष्य प्रत्येक क्षेत्र में दूसरों पर हावी होने की कोशिक करता है क्योंकि प्रभुत्व ही उसके औहदो को बनाने में सहायक होता है।
- प्रशंसा एवं निन्दा (Praise and blame)–
  ○ प्रशंसा प्रत्येक मानव की कमजोरी होती है। वह प्रशंसा पसंद करता हैं एवं निन्दा नापसन्द करता है।

- – अनुकरण एवं सहानुभूति (Imitation and sympathy)–
    - ○ अनुकरण द्वारा व्यक्ति सीखता है तथा हर व्यक्ति दूसरों के प्रति कम या अधिक सहानुभूति रखता है।
  – सामाजिक स्वीकार्यता (Social approval)–
    - ○ व्यक्ति निरन्तर वही कार्य करता है जो समाज द्वारा स्वीकार्य होते हैं, एवं ऐसे कार्यों से बचता है जिसकी समाज निन्दा करे या जिन्हें समाज अस्वीकार करे।
- • व्यक्तिगत प्रेरक (Personal motives)–
  – जीवन लक्ष्य (life goal)–संसार में प्रत्येक व्यक्ति के कुछ न कुछ लक्ष्य होते हैं। यह लक्ष्य व्यक्ति की क्रियाओं को संचालित करते हैं एवं उसे परिश्रम की प्रेरणा प्रदान कर उसके व्यक्तित्व का निर्माण करते हैं।
  – आकांक्षा का स्तर (Level of aspiration)– प्रत्येक व्यक्ति की कोई न कोई आकांक्षा होती है एवं वह इन्हीं आकांक्षाओं को पूरा करने में अग्रसर रहता है।
  – रुचि एवं अभिवृत्तियां (Intrest and attitudes)–रुचि के अनुसार ही व्यक्ति अपने ध्यान को केन्द्रित करता है। व्यक्ति रुचिपूर्ण कार्य को सरलता एवं ध्यान से करता है। उसी प्रकार अनुकूल प्रवृति व्यक्ति को प्रोत्साहित करती है जबकि प्रतिकूल प्रवृति से वो बचना चाहता है।
  – आदतें (Habits)–आदतें अच्छी एवं बुरी दोनों प्रकार की हो सकती हैं। जहाँ अच्छी आदतें व्यक्ति को प्रगतिशील बनाती हैं, वही बुरी आदतें उसकी प्रगति में बाधा उत्पन्न करती हैं।
  – उत्सुकता एवं भय (Curiosity and fear)–किसी विषय या वस्तु के प्रति उत्सुकता भी व्यक्ति के जीवन में एक महत्वपूर्ण प्रेरक का कार्य करती है। वहीं भय एक सीखा हुआ प्रेरक होता है। भय व्यक्ति को ऐसी स्थितियों से दूर जाने के लिए प्रेरित करता है जो उसे भयभीत करें।

5.3   **Define personality. Explain factors affecting personality.**
व्यक्तित्व को परिभाषित कीजिये तथा व्यक्तित्व को प्रभावित करने वाले कारकों का वर्णन कीजिये।

उत्तर वर्ष 2019 की प्रश्न संख्या 5.3 देखें।

5.4   **Define psychology and explain scope of psychology.**
मनोविज्ञान को परिभाषित कीजिये तथा इसके क्षेत्रों का वर्णन कीजिये।

उत्तर मनोविज्ञान की परिभाषा (Definition of psychology)

मनोविज्ञान मानव एवं जानवरों के व्यवहार से संबंधित मानसिक एवं शरीर क्रिया विज्ञान (Mental and physiological) की प्रक्रिया का अनुसंधान (Investigation) है।

—Jackson

या

मनोविज्ञान मानव व्यवहार का विज्ञान है।   —Walter Bowers Pillsbury

मनोविज्ञान के क्षेत्र का विस्तार (Scope of psychology)

- **सामान्य मनोविज्ञान (General psychology)**–यह मनोविज्ञान के मुख्य नियम, सिद्धान्त एवं मत (theory) से सम्बन्धित होती है, जिसे व्यस्क व्यक्ति के सामान्य व्यवहार को समझने में प्रयोग किया जाता है।

- **सामान्य मनोविज्ञान (Abnormal psychology)**– यह व्यक्ति के व्यवहार से संबंधित है। यह मनोरोग, उनके कारण एवं उपचार में सहायक होता है। इसी की एक शाखा मनोविश्लेषण (psycho-analysis) होती है, जिसके माध्यम से मनोरोग का उपचार, विधियों का अविष्कार करना संभव हो सकता है।

- **समाजिक मनोविज्ञान (Social psychology)**–यह किसी समूह एवं व्यक्तियों के परस्पर सम्बन्धों का अध्ययन करती है। यह समूह के विचार, भावना, विश्वास, प्रवृत्ति आदि का अध्ययन करती है। यह समाज शास्त्र एवं अर्थशास्त्र जैसे विषयों को समझने में सहायता प्रदान करती है।

- **विकासात्मक मनोविज्ञान (Developmental psychology)**–यह मनुष्य के व्यवहार में विकास एवं वृद्धि से सम्पर्क रखता है। इससे मनुष्य के व्यवहार एवं क्रियाओं को क्रमानुसार अध्ययन कर विभिन्न परिवर्तनों की जानकारी प्राप्त की जा सकती है तथा उन पर नियंत्रण के उपाय पर कार्य किया जा सकता है।

- **शरीर–क्रिया मनोविज्ञान (Physiological Psychology)**–यह व्यवहार के जैविक एवं शरीर–क्रिया के अधार को समझने और व्याख्या करने वाली शाखा है, मानसिक क्रिया एवं शारीरिक क्रिया का परस्पर सम्बन्ध होता है, इसलिए इस मनोविज्ञान के माध्यम से मनोविक्षिप्त (Psychosis) या न्यूरोसिस (Neurosis) के आपसी सम्बन्ध को समझा जा सकता है।

- **परामनोविज्ञान (Para-psychology)**–यह अतिरिक्त संवेदी अवबोधन से सम्बन्धित होता है जिसमें पुर्नजन्म (rebirth), टेलीपैथी (telepathy) आदि का अध्ययन किया जाता है।

- **पशु मनोविज्ञान (Animal psychology)**– यह शाखा पशुओं की क्रियाओं एवं उनकी मूलभूत प्रवृत्तियों (instincts) के अध्ययन से सम्बन्ध रखती है। यह पशु मनोविज्ञान एवं मनुष्य मनोविज्ञान में तुलना के लिए भी प्रयोग किया जाता है इसलिए इसे तुलनात्मक मनोविज्ञान भी कहते हैं।

- **प्रयोगात्मक मनोविज्ञान (Experimental psychology)**–यह वैज्ञानिक विधी द्वारा मनोविज्ञान से सम्बन्धित प्रयोग करने के तरीकों को ढूँढ़ने एवं उसका पालन करने से सम्बन्धित है। इसको व्यवहार के सामान्य एवं मुख्य कारण समझने के लिए प्रयोग किया जाता है।

- **व्यावहारिक मनोविज्ञान (Applied psychology)**–विभिन्न मानवीय समस्याओं के हल के लिए मनोवैज्ञानिक सिद्धान्तों के उपयोग को व्यावहारिक मनोविज्ञान कहते हैं। व्यावहारिक मनोविज्ञान के पुनः कई क्षेत्र होते हैं यह क्षेत्र इस प्रकार हैं–
  - शिक्षण मनोविज्ञान (Educational psychology)– यह शिक्षा के क्षेत्र में मनोविज्ञान के नियमों एवं सिद्धान्तों के प्रयोग से सम्बन्धित है।
  - नैदानिक मनोविज्ञान (Clinical psychology)–यह शाखा मनोरोग के कारणों, असामान्य व्यवहार एवं उसके उपचार से सम्बन्धित है। यह व्यवहारिक मनोविज्ञान की सबसे बड़ी एवं महत्वपूर्ण शाखा है।
  - औद्योगिक मनोविज्ञान (Industrial psychology)– यह शाखा मानव व्यवहार का औद्योगिक वातावरण में अध्ययन करती है इसका मुख्यतः प्रयोग प्रशिक्षण एवं पर्यवेक्षण (Supervision) में किया जाता है।
  - राजनैतिक मनोविज्ञान (Political psychology)–यह शाखा मनोविज्ञान के सिद्धान्तों एवं तकनीकों का प्रयोग राजनैतिक स्तर पर करने से सम्बन्धित है।
  - कानूनी मनोविज्ञान (Legal Psychology)– यह अपराधी, गवाह आदि के व्यवहार का अध्ययन करने से सम्बन्धित है,

5.5 Write in details about frustration. (कुण्ठा को विस्तारपूर्वक लिखिए।)

उत्तर कुंठा की परिभाषा (Definition of frustration)– कुंठा एक भावनात्मक अभाव है, जो जरुरतों एवं इच्छाओं में बाधा उत्पन्न होने से होती है।

—Good, Carter

या

कुंठा एक ऐसी अवस्था है जिसमें व्यक्ति के प्रेरित व्यवहार की संतुष्टि बहुत कठिन एवं असंभव हो जाती है।

—NC Mann

कुंठा के स्त्रोत (Sources of frustration)

- बाह्य स्रोत (External sources)
  - शारीरिक श्रोत (Physical sources)
    - प्राकृतिक आपदा (Natural calamities)—दुर्घटनाएँ।
    - लक्ष्य प्राप्ति में कोई पर्यावरणीय बाधा।
  - सामाजिक श्रोत– (Social sources)
    - सामाजिक एवं सांस्कृति प्रथाएँ, नियम एवं नियंत्रण (Social and cultural customs, traditions and control)
    - धार्मिक आस्था (Religious belief)

- आर्थिक स्त्रोत (Economical sources)
  - ⭕ आर्थिक तंगी एवं तनाव (Financial problems or crisis)
- राजनैतिक स्त्रोत (Political sources)
  - ⭕ अभिव्यक्ति पर प्रतिबंध
- आंतरिक श्रोत (Internal sources).
  - शारीरिक दुर्बलता या विकलांगता (Physical abnormality or defect)
  - व्यक्ति की नैतिकता एवं उच्च आदर्श (Individuals morality and high ideals).
  - अंर्तमन में किसी कारण संघर्ष (Conflicts of Motive within the individual).
  - प्रतियोगिता में असफलता (Failure in competition).
  - सामर्थ्य में ऊँचा लक्ष्य (High level of aspiration).
  - प्रयत्न में दृढ़ता एवं ईमानदारी में कमी (Lack of persistence and sincerity in efforts).

कुंठा की विशेषताएँ (Characteristic of frustration)

- इसका कारण स्वयं मनुष्य या उसके वातावरण में प्रस्तुत होता है।
- यह वह अवस्था होती है जिसमें असफलता कोशिश करने पर हावी हो जाती हैं।
- यह एक ऐसी भावनात्मक स्थिति पैदा करती है जो हमेशा अप्रिय (Unpleasant) होती है।
- इसके कारण तनाव उत्पन्न होता है जो कि सामान्य चिड़चिड़ाहट से नफरत भरे गुस्से का रूप ले सकता है।
- इस स्थिति में व्यक्ति अपने मूलभूत लक्ष्य एवं जरूरतों को पूरा करने में सक्षम नहीं रहता।
- जब व्यक्ति अपनी आवश्यकताओं को पूरा नहीं कर पाता, तो उसकी कुंठा और बढ़ जाती है।

कुंठा की प्रतिक्रिया (Reactions to frustrtion)

- तनाव (Tension)
- आवेग (Aggression)
- भावहीनता (Apathy)
- कल्पना (Fantasy)
- बार–बार कोशिश करने एवं सुधारने का प्रयास (Increasing trial and improving efforts)
- लक्ष्य को बदलकर आसान लक्ष्य चुनना (Changing goal to easy one)

- समझौता करना (Compromise)
- बेचैनी (Restlessness)

5.6   **Write in details about crime against women in India.** (भारत में महिलाओं के खिलाफ अपराध को विस्तार से लिखिए।)

उत्तर महिलाओं सम्बन्धित समस्याएँ: **(Problems related to females)**

- कन्या भ्रूण हत्या (Female foeticide)
- बाल विवाह (Child marriage)
- दहेज प्रथा (Dowry)
- विधवा स्त्री संबंधित समस्याएँ (Problems associate with widows)
- घरेलू हिंसा (Domestic violence)
- बलात्कार एवं यौन उत्पीड़न (Rape and Sexual exploitation)
- अपहरण (Kidnapping)
- वेश्यावृत्ति (Prostitution)
- अविवाहित माताएँ (Unmarried mothers)

PSYCHOLOGY AND SOCIOLOGY

August 2019

Course: Diploma in General Nursing and Midwifery   **Year:** First

Subject: Psychology and Sociology   **Code:** 4502

Time: 3 hours   **M. Marks:** 75

---

1   **Four options of answer of each question are given, only one option is correct. Choose and write only the correct option after writing Question No.**   **5**

1.1   **Loss of memory is called:**

स्मृति खत्म हो जाने को कहते हैं–

(a) Insight (सूक्ष्म)

(b) Stimulus (उत्तेजना)

(c) Amnesia (स्मृतिलोप)

(d) Thinking (चिन्तन)

उत्तर   (c) Amnesia (स्मृतिलोप)   1

1.2   **Branch of psychology that deals with behavior of anilmal is called:**

पशु के व्यवहार से सम्बन्धित मनोविज्ञान को कहा जाता है–

(a) Child psychology (बाल मनोविज्ञान)

(b) Abnormal psychology (असामान्य मनोविज्ञान)

(c) Animal psychology (पशु मनोविज्ञान)

(d) Adult psychology (बयस्क मनोविज्ञान)

उत्तर   (c) Animal psychology (पशु मनोविज्ञान)   1

1.3   **What enable a person to stand out distinct from others:**

निम्न में से क्या एक व्यक्ति को दूसरों से अलग करता है–

(a) Learning (सीखना)

(b) Emotion (भावना)

(c) Personality (व्यक्तित्व)

(d) Memory (स्मृति)

उत्तर   (c) Personality (व्यक्तित्व)   1

1.4   **Marriage of one man with one women is called:**

एक पुरुष के साथ एक महिला के विवाह को कहा जाता है–

(a) Polygamy (बहुविवाह)

(b) Groupgamy (सामूहिक विवाह)

    (c) Monogamy (एकपतित्व विवाह)

    (d) Polyandry (बहुपतित्व विवाह)

उत्तर (c) Monogamy (एकपतित्व विवाह)   1

1.5 **Sociology is derived from the two words:**

समाजशास्त्र दो शब्दों से लिया गया है–

    (a) Sociology and logy (सोसाइटी और लॉजी)

    (b) Socious and logas (सोसियस और लोगस)

    (c) Society and logies (सोसाइटी और लॉजीस)

    (d) Society and study (सोसाइटी और स्टडी)

उत्तर (d) Society and study (सोसाइटी और स्टडी)   1

2. **Choose right and wrong in the following statements:**   **5**

2.1 **Man is social animal.**

मनुष्य एक सामाजिक प्राणी है।

उत्तर सही   1

2.2 **Avoiding others by isolating oneself is making and adjustment:**

अपने आप को अलग करके दूसरों से बचाना एक समायोजन है।

उत्तर गलत   1

2.3 **Intelligence is the ability to give response that are true.**

बुद्धिमत्ता सत्य को प्रमाणित करने की योग्यता है।

उत्तर सही   1

2.4 **Character is an inborn quality.**

चरित्र एक जन्मजात गुणवत्ता है।

उत्तर गलत   1

2.5 **Personality word is derived from Latin word persona:**

पर्सनैलिटी शब्द लैटिन शब्द के पर्सोना से लिया गया है।

उत्तर सही   1

3. **Fill up the blanks:**   **5**

3.1 **Full form of ECT...................**

ई.सी.टी. का पूरा नाम क्या है।

उत्तर Electroconvulsive therapy   1

3.2 **Abnormal and irrational fear is known as ....**

असामान्य और तर्कहीन भय को .... नाम से भी जाना जाता है।

उत्तर Phobia   1

3.3   **Full form of UNICEF..................**

यूनिसेफ का पूरा नाम ....है।

उत्तर United Nations Children's Fund   1

3.4   **............ is the basic unit of the society**

.... समाज की मूल इकाई है।

उत्तर Family   1

3.5   **The formula of intelligence quotient is............... × 100**

बुद्धिलब्धि के सूत्र .... × 100 है।

उत्तर MA/CA   1

4.   **Write short notes on any 4 of the following.**   **20**

4.1   मानसिक रूप से स्वस्थ व्यक्ति की विशेषताएँ।

    (Characteristic of a mentally healthy individual).

उत्तर मानसिक रूप से स्वस्थ व्यक्ति की विशेषताएँ (Characteristic of a mentally healthy individual)

- मानसिक रूप से स्वस्थ व्यक्ति अपने व्यक्तिगत गुणों से अवगत होता है, उनका उचित ढंग से एवं महत्वपूर्ण अनुभव करता है।

- उसमें आत्म सम्मान सम्पन्न होता है एवं वह समूह में स्वयं को सुरक्षित अनुभव करता है।

- उसके अपने उद्देश्यों, इच्छाओं, कमजोरियों तथा विशेषताओं के विषय में अन्तःज्ञान (Insight) होता है।

- वह अपने व्यवहार का वास्तविक मूल्यांकन कर सकता है और अपनी कमजोरियों को स्वीकार कर सकता है।

- उसमें व्यक्तिगत सुरक्षा की भावना होती है।

- वह अपनी समस्याएँ अपने–आप, अपने प्रयत्नों से सुलझाता है। वह स्वयं को दैनिक जीवन में आत्मविश्वास से भरपूर महसूस करता है।

- इस प्रकार के व्यक्ति को अपने वातावरण का ज्ञान होता है और वह यह भी जानता है कि उसे किन लोगों से सम्बंध रखना पड़ेगा।

- वह वास्तविकता का तर्कसंगत (rationale) एवं उचित ढंग से सामना करता है।

- मानसिक रूप से स्वस्थ व्यक्ति का अपना ही जीवन–दर्शन होता है, जो उसके दैनिक जीवन के कार्यों को अर्थ और उद्देश्य प्रदान करता है। वह अपनी जिम्मेदारियों और कर्तव्यों से भागता नहीं है।

- मानसिक रूप से स्वस्थ व्यक्ति कल्पनाओं के सहारे नहीं, बल्कि वास्तविकता में जीता है।

- उसमें अपने दैनिक जीवन की निराशाओं और असफलताओं को सहन करने का गुण होता है।

- वह अपने व्यवहार में भावनात्मक परिपक्वता दिखाता है। वह डर, क्रोध, प्यार, ईर्ष्या जैसी भावनाओं को नियंत्रित कर सकता है और उन्हें सामाजिक रूप से अच्छे ढंग से प्रकट कर सकता है।
- वह अपने शारीरिक स्वास्थ्य की समस्याओं के प्रति तर्कसंगत (rationale) दृष्टिकोण रखता है।
- वह अपने खान–पान, आराम, शारीरिक क्रियाओं, व्यक्तिगत साफ–सफाई तथा रोगों से सुरक्षा आदि बातों का ध्यान कर अपने स्वास्थ्य को बनाए रखता है।
- वह अपने बारे में सोचने की योग्यता रखता है और स्वयं निर्णय लेने की क्षमता रखता है।
- उसकी विभिन्न रूचियाँ होती हैं और वह प्रायः अपने काम, विश्राम और मनोरंजन में अच्छी तरह संतुलन बनाए रखता है।

4.2   Dowry system. (दहेज प्रथा)

उत्तर दहेज (Dowry)

विवाह के समय पिता द्वारा पुत्री को दिए गए धन या उपहार को दहेज कहते हैं। दहेज को वर मूल्य प्रथा भी कहा जाता है।

दहेज प्रथा के कारण (Causes of dowry)

- सीमित वर (Limited groom)– भारत में लोग जाति एवं गोत्र के अंतर्गत विवाह करते हैं तथा प्रत्येक जाति या गोत्र में बहुत कम योग्य वर होते हैं।
- बाल विवाह (Child marriage)– इस प्रथा के प्रचलन के कारण लड़के के पिता को अपने बेटे की मुँहमाँगी कीमत लगाने का बढ़ावा मिलता है।
- अनिवार्य विवाह (Compulsory marriage)– भारतवर्ष में विवाह करना महिलाओं के लिए अनिवार्य होता है। ऐसा न करने वाली महिलाओं को हीन भावना से देखा जाता है। इस अनिवार्यता का वर पक्ष लाभ उठा कर मनमाना दहेज माँगता है।
- कुलीन विवाह (Hypergamy)– ऊँचे कुल के वर कम होते हैं, तथा उनकी चाहत में वधू के पिता को अधिक दहेज खर्च करना पड़ता है।
- ओहदा एवं रुतबा (Status)– आज पढ़े लिखे समाज में लड़की की शैक्षिक योग्यता के अनुसार शिक्षित एवं प्रशिक्षित लड़के कम पाए जाते हैं। इस कारण भी इनका मूल्य बढ़ जाता है।
- दहेज को प्रतिष्ठा से जोड़ना– कई परिवार दहेज की राशि को अपनी प्रतिष्ठा समझते हैं तथा वधु पक्ष को अधिक दहेज देने के लिए मजबूर करते हैं।
- दहेज को पैतृक सम्पत्ति का हिस्सा मानना– कई लोगों का मानना है कि दहेज वधू की पैतृक सम्पत्ति का हिस्सा होता है जो उसे विवाह के समय दिया जाता है।

दहेज प्रथा के कुप्रभाव (Ill-effects of dowry system)

- कन्या भ्रूण हत्या (Female foeticide)
- आत्महत्या (Suicide)
- हत्या (Homicide)
- ऋणग्रस्तता (Indebtedness)
- दुखद वैवाहिक जीवन (Unhappy married life)
- सामाजिक आलोचना (Social criticism)
- बेमेल विवाह (Unsuitable mates)

समस्या का हल (Remedial measures)

- अन्तर्जातीय विवाहों को प्रोत्साहन देना (Encouraging inter-caste marriage)
- युवक–युवतियों को आत्मनिर्भर होने पर ही विवाह करना (Self dependent male and female marriage)
- लड़कियों की शिक्षा को महत्व देना तथा अनिवार्य करना (Giving importance to female education and making it compusary)
- विवाह की उम्र बढ़ाना (Raising age of marriage)
- जीवन साथी चुनने की स्वतन्त्रता प्रदान करना (Freedom in choosing mate)
- स्वस्थ जनमत उत्पन्न करना (Creating healthy public opinion)
- लड़की एवं पत्नी को क्रमशः पिता एवं पति की सम्पत्ति पर बराबर का अधिकार देना।
- ऐसी प्रथा के विरूद्ध कानून बनाना एवं उनको प्रभावी रूप से लागू करना।

4.3 संक्षेप में प्रभावी शिक्षण के कारकों को लिखो। **(Briefly explain factors of effective learnig).**

उत्तर प्रभावी शिक्षण के कारक (Factor of effective learning).

- शिक्षार्थी सम्बन्धित कारक (Factors associated with learner)
  - प्रेरक (Motive)– सीखने के लिए प्रेरकों (motivation) का स्तर।
  - लक्ष्य (Goal)– सीखने का लक्ष्य क्या है? ये भी प्रभावी कारक है जो शिक्षण को प्रभावित करता है।
  - विद्यार्थी की उत्तम शारीरिक एवं मानसिक अवस्था भी शिक्षण को प्रभावित करती है।
  - विद्यार्थी की सीखने की क्षमता भी उसके शिक्षण पर अनुकूल एवं प्रतिकूल प्रभाव डालती है।
  - शिक्षा प्रदान करने के लिए उपयुक्त वातावरण का होना आवश्यक है।
  - शिक्षार्थी की आयु, भावनात्मक स्थिति, शिक्षा के अनुरुप होनी चाहिए। ये भी शिक्षा को प्रभावी बनाता है।

- शिक्षण प्रणाली सम्बन्धी कारक (Factor related to learning experience)
    - शिक्षण विषय की प्रकृति (nature) जैसे कि यह औपचारिक है या अनौपचारिक है, नियोजित (planned) आदि है।
    - शिक्षण का विषय या सामग्री यदि अर्थपूर्ण (meaningful) होती है तो शिक्षण अधिक प्रभावी हो जाता है।
    - विषय की मात्रा या लम्बाई जो शिक्षण में प्रयोग की जाने वाली है।
    - सहायक सामग्री एवं संसाधनों (resources) का उपयोग।
    - शिक्षण विषय या सामग्री में शिक्षार्थी की रुचि पर भी यह निर्भर करता है।
    - सीखने या ज्ञानार्जन की उपयुक्त विधि का प्रयोग (appropriate use of learning methods).

4.4 Defence mechanism. (रक्षात्मक प्रतिक्रिया)।

उत्तर रक्षात्मक प्रतिक्रिया (Defence mechanism)

"यह प्रक्रिया एक तकनीक होती है जिनके द्वारा व्यक्ति अपने तनाव एवं चिन्ता को कम करने का प्रयास करता है एवं इसके द्वारा वह अपने द्वन्द एवं उलझन को सुलझाने की कोशिश करता है"

यह प्रक्रिया मनुष्य के व्यक्तिगत एवं मानसिक विकास में सकारात्मक एवं नकारात्मक प्रभाव डालती है, उन्हीं के आधार पर इसके प्रकार का वर्गीकरण किया गया है—

सकारात्मक मानसिक तंत्र (Positive defence machanism)	नकारात्मक मानसिक तंत्र (Negative defence mechanism)
क्षतिपूर्ति (Compensation)	शमन (Suppresion)
समझौता (Compromise)	रुपांतरण (Conversion)
प्रतिस्थापन (Substitution)	विस्थापन (Displacement)
परिष्करण (Sublimation)	प्रतिगमन (Regression)
युक्तिकरण (Rationalization)	प्रक्षेपण (Projection)
स्थानान्तरण (Transference)	स्थिरीकरण (Fixation)
इंकार (Denial)	प्रतिक्रिया निर्माण (Reaction formation)
दमन (Repression)	मनोविच्छेद (Dissociation)
सुधार (Undoing)	कल्पना (Fantasy)
समरूपता (Identification)	प्रत्याहार (Withdrawal)

4.5   Social stratification. (स्तरीकरण)

उत्तर परिभाषा (Definition)

"स्तरीकरण उच्च एवं निम्न सामाजिक इकाइयों में समतल विभाजन है।"

—RW Mury

या

"वह प्रक्रिया जिसके द्वारा व्यक्ति एवं समाज को चिरस्थायी वर्गीकरण द्वारा उच्च या निम्न पद या ओहदा दिया जाता है, स्तरीकरण कहलाता है।"

—Ogburn and Nimkoff

स्तरीकरण की विशेषताएँ (Characteristics of stratification):

- स्तरीकरण एक सार्वभौमिक (universal) प्रक्रिया है, जो प्रत्येक समाज में पायी जाती है।
- स्तरीकरण एक पुरानी प्रक्रिया है, जो कई वर्षों से चली आ रही है, ताकि समाज में सन्तुलन एवं उत्पादकता बनाई रखी जा सके।
- स्तरीकरण एक सामाजिक प्रक्रिया है, जो व्यक्ति को समाज में उसका स्थान एवं पहचान प्रदान करती है।
- स्तरीकरण एक असमान प्रक्रिया है, जो एक समाज से दूसरे समाज में भिन्न पायी जाती है।
- यह एक परिणामिक प्रक्रिया है, जो जीवनशैली तथा जीवन की घटनाओं पर आधारित होती है।

स्तरीकरण का आधार (Basis of social satisfaction)

व्यक्ति को स्तर कई आधार पर दिया जाता है। यह या तो उसे अपने परिवार से मिलता है, या वह उसे स्वयं बनाता है। इसके आधार निम्नलिखित हैं–

- जैविक आधार (Biological Basis)–
    - जन्म का कुल
    - लिंग
    - प्रजाति या जाति
    - शारीरिक बल एवं बुद्धिमता
- सामाजिक–सांस्कृतिक आधार (Socio-cultural basis)
    - धर्म
    - समुदाय
    - धन–सम्पत्ति
    - रोजगार में ओहदा
    - व्यवसाय
    - राजनैतिक स्तर
    - धार्मिक स्तर

स्तरीकरण के प्रकार (Types of social stratification)

इसके दो प्रकार होते हैं:—

1. जाति (Caste)– वह स्तर जो व्यक्ति को अपने जन्म के आधार पर प्राप्त होता है।
2. वर्ग (Class)– वह स्तर जो व्यक्ति स्वयं अपनी सामाजिक, शैक्षणिक एवं व्यवसायिक योग्यता के आधार पर प्राप्त करता है।

स्तरीकरण का महत्व (Importance of stratification)

* यह व्यक्ति को अधिक कार्य एवं मेहनत करने के लिए प्रोत्साहित करता है।
* इसके कारण कार्य का आसानी से वितरण किया जाता है।
* यह सामाजिक परिवर्तन में महत्वपर्ण भूमिका निभाता है।
* यह व्यक्ति में उसके कार्य के प्रति उत्तरदायित्व भाव को बढ़ाता है।
* इससे समाज में प्रतिस्पर्धा बढ़ती है जिससे उत्पादन बढ़ता है तथा सामाजिक प्रगति होती है।
* यह समाज को नियंत्रित रखता है।
* इससे सामाजिक मानदण्डों को पालन करने का प्रोत्साहन मिलता है।
* यह मानव समुदाय की जरूरतों को पूरा करने के लिए आवश्यक होता है।

स्तरीकरण के दुष्प्रभाव (Ill-effects of stratification)

* यह परस्पर संघर्ष एवं युद्ध को जन्म देता है।
* यह व्यक्तित्व के विकास को बाधित करता है।
* व्यक्ति मनचाहा स्तर न पाने के कारण निराशा एवं कुंठा से ग्रस्त हो जाता है।
* अपराध की भावनाएं जन्म लेती हैं।
* असुरक्षा एवं असमानता इसके मुख्य दुष्प्रभाव हैं।

4.6 Child abuse. (बाल शोषण)

उत्तर बाल शोषण (Child abuse)

परिभाषा: यह समाज की एक ऐसी अवस्था है जिसमें जानबूझकर अपने लाभ के लिये बच्चे को शारीरिक एवं मानसिक रूप से प्रताड़ित किया जाता है।

बाल शोषण का वर्गीकरण (Classification of child abuse)

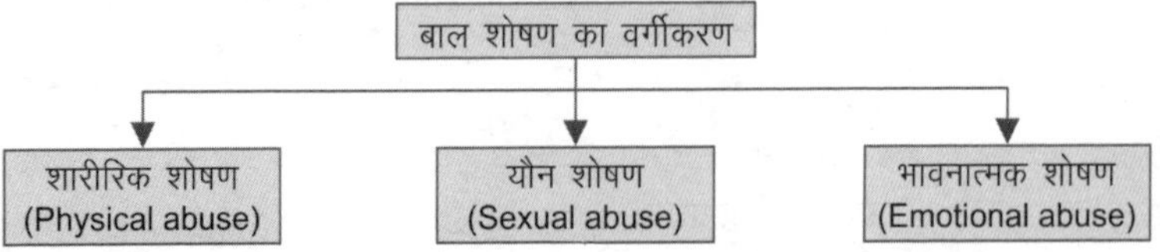

कारण (Causes)

* शारीरिक शोषण:
    - माता–पिता के बीच लड़ाई
    - विद्यालय से कई बार गायब रहना

- भाई–बहनों के साथ झगड़ा
- बिना बताए घर से भागना
- चोरी, धुम्रपान जैसी गलत लत का होना
- अवज्ञा करना, पढ़ाई न करना
- परिवार के भरण–पोषण के लिए मजदूरी व श्रम से मना करना।
- यौन शोषण
  - घर में अकेला रहना
  - परिवार का वातावरण दूषित
  - अभिभावकों का बच्चों पर अपर्याप्त नियंत्रण
  - उत्तरदायित्व की भारी कमी
- भावनात्मक शोषण
  - बड़ा परिवार
  - कम आय
  - शराबी अभिभावक

शोषण का बच्चों पर प्रभाव (Effect of abuse on children)

- बालकों के शोषण से उनका व्यवहार विचलित हो जाता है। उन्हें एकान्त अच्छा लगने लगता है, इससे विश्वास भावना की कमी हो जाती है।
- बच्चा बहुत ज्यादा भावुक हो जाता है।
- उसका व्यक्तित्व कमजोर होता है।
  - आत्मसम्मान में कमी हो जाती है ।
  - बच्चे की आत्मनिर्भरता में भी कमी आती है।
  - कई समस्याओं के चलते आपराधिक प्रवृत्ति के लक्षण उनमें आने लगते हैं।

बाल शोषण को रोकने व बालकों के विकास के लिए उपाय

- बाल मजदूरी निषेध अधिनियम (संशोधित) 2006 एक्ट का कठोरता से पालन किया जाए।
- 14 वर्ष से कम आयु के बच्चों के लिए अनिवार्य शिक्षा के प्रावधान को लागू किया जाए। व निःशुल्क बाल शिक्षा उपलब्ध करवाई जाए।
- शिक्षा व संकेतों के माध्यम से अभिभावकों की सोच को बदला जाये ताकि वे बच्चों के बारे में सकारात्मक सोचे।
- बाल–विवाह पर रोक लगे तथा जनसंख्या नियंत्रण के लिए परिवार नियोजन कार्यक्रम लागू करना चाहिए।
- 1974 में राष्ट्रीय बालनीति को अपनाया गया जिसके तहत जन्म से पहले व बाद में बालकों का पूर्ण शारीरिक, मानसिक व सामाजिक विकास हो सके।
- राष्ट्रीय बाल आयोग की स्थापना।

- बच्चे के लिए 24 घंटे की आपातकालीन 'चाइल्डलाइन' 34 शहरों में कार्यरत है।
- बाल संरक्षण हेतु राष्ट्रीय प्रयास राष्ट्रीय सामाजिक रक्षा संस्थान एवं चाइल्डलाइन इण्डिया फाउण्डेशन द्वारा किये जा रहे हैं।

5.   **Answer in details of any of the following.**

5.1   **Define sociology. Write down the scope of sociology. Explain the importance of sociology for nurses**

समाजशास्त्र को परिभाषित कीजिये। समाजशास्त्र के क्षेत्र लिखिए। नर्स के लिए समाजशास्त्र का क्या महत्व है

उत्तर समाजशास्त्र (Sociology)

समाजशास्त्र समाज का विज्ञान है।

—Ward

या

समाजशास्त्र सामाजिक समूहों का विज्ञान है–सामाजिक समूह, सामाजिक अन्तःक्रियाओं की ही एक अवस्था है।

—Johnson

समाजशास्त्र का नर्सों के लिए Scope (Scope of sociology for nurses)

- यह नर्स को रोगी के सामाजिक एवं सांस्कृतिक जीवन के बारे में जानने में सहयोग करता है तथा रोगी को समझने में नर्स की सहायता करता है।
- यह नर्स को अस्पताल के वातावरण, अन्य स्वास्थ्य कर्मियों से समंजन (adjustment) बनाने में सहायता प्रदान करता है।
- समाजशास्त्र के ज्ञान के उपयोग से नर्स रोगी से प्रभावी चिकित्सकीय संबंध (Therapeutic relationship) बनाने में सक्षम होती है।
- यह स्वास्थ्य सेवाओं को प्रदान करने में भी नर्स का सहयोग करता है।
  - यह नर्स को उन कारकों को समझने में सहायता प्रदान करता है जो कि व्यक्ति के स्वास्थ्य पर अनुकूल या प्रतिकूल प्रभाव डालते हैं।
  - इस ज्ञान का उपयोग कर वह रोगी की स्वास्थ्य सेवाओं को सुदृढ़ एवं प्रभावी बना सकती है।
- समाज की विशेषताओं के अनुसार वह समुदाय या समाज में स्वास्थ्य संबंधित शिक्षा प्रदान कर सकती है तथा स्वास्थ्य का प्रसार कर सकती है।
- समाजशास्त्र नर्स को रोगी की सामाजिक एवं मानसिक समस्याओं को समझने में भी उपयोगी सिद्ध होता है। वह इसका प्रयोग कर रोगी की मदद कर सकती है तथा उसके उपचार की गुणवत्ता सुधार सकती है।
- समाज के विशिष्ट वर्ग जैसे HIV/AIDS रोगी, बच्चे या वृद्ध रोगी को बेहतर एवं प्रभावी स्वास्थ्य देखभाल प्रदान करने में नर्स की मदद करता है।

- नर्सिंग में पूर्णतावादी देखभाल (holistic care) का बहुत महत्व है। नर्स रोगी को holistic care तभी प्रदान कर सकती है, जब उसे रोगी की पूर्ण जानकारी हो जिसमें आर्थिक, नैतिक, धार्मिक, राजनैतिक आदि बातों का ज्ञान महात्वपूर्ण है। यह ज्ञान वह समाजशास्त्र के आधार पर ही अर्जित कर सकती है।

नर्सें के लिए समाजशास्त्र का महत्व (Importance of sociology for nruses)

- समाजशास्त्र के ज्ञान से नर्स रोगी के सामाजिक एवं आर्थिक स्तर को समझ सकती है तथा उससे जुड़ी स्वास्थ्य समस्याओं का समाधान कर सकती है।
- समाजशास्त्र के अध्ययन से परिवार, समुदाय, समाज की संरचना का अध्ययन किया जाता है। इस अध्ययन के आधार पर समाज की स्वास्थ्य देखभाल के लिए संगठन का निर्माण एवं स्वास्थ्य सेवाओं का वितरण किया जा सकता है।
- मनुष्य एक सामाजिक प्राणी है, समाजशास्त्र का अध्ययन उस प्राणी की समाजिक जरुरतों को जानने तथा उनको पूरा करने में नर्स की सहायता करता है।
- समाजशास्त्र द्वारा नर्स समाजिक सम्बन्धों की विशेषताएँ तथा व्यक्ति के स्वास्थ्य पर पड़ने वाले उसके प्रभाव का ज्ञान प्राप्त कर व्यक्ति की देखभाल में उसे उपयोग करती है।
- इसके द्वारा नर्स अधिक ध्यान, देखभाल एवं नर्म दिल से रोगी की स्थिति में सुधार ला सकती है एवं उसकी जान बचा सकती है।
- यह सहयोग की भावना को पैदा करता है, जो नर्स एवं नर्सिंग के लिए अत्यधिक महत्वपूर्ण होता है। समाजशास्त्र द्वारा नर्स को सामन्जस्य की तकनीक के बारे में भी ज्ञान मिलता है, जिसका उपयोग वह रोगी की देखभाल के लिए कर सकती हैं।
- समाजशास्त्र द्वारा नर्स को समाज के उन पहलुओं के बारे में पता चलता है, जो कि स्वास्थ्य पर बुरा प्रभाव डालते हैं।
- समाज में व्याप्त विभिन्नता को समाजशास्त्र द्वारा समझा जा सकता है। यह नर्स को रोगी को देखभाल देने में, उसकी जाति, वर्ग, धर्म आदि का भेदभाव किये बिना, सहायता प्रदान करती है।
- यह न सिर्फ नर्स–रोगी के चिकित्सकीय सम्बन्धों में सहायता करती है बल्कि यह नर्स को अपने साथ कार्य करने वाली स्वास्थ्य टीम के सदस्यों के व्यवहार, संघर्ष, अंतर्विभागीय सम्बन्धों को समझने में भी महत्वपूर्ण भूमिका निभाती है।

5.2 What do you understand by learning? Define types of learning. Describe various methods of learning.

सीखने से आप क्या समझते हैं? सीखने के विभिन्न प्रकार लिखिए। सीखने के विभिन्न तरीकों का विस्तृत वर्णन कीजिये।

उत्तर **सीखने की परिभाषा (Definition of learning)**

वातावरण की आवश्यकताओं को पूरा करने के लिए व्यवहार में लाये गये किसी भी परिवर्तन को सीखना कहते हैं।

—Gardner Murphy

या

व्यवहार में होने वाले विकासशील परिवर्तन को सीखना कहते हैं।

सीखने की विभिन्न विधियाँ (Types of learning)

* प्रतिबद्ध अनुक्रिया द्वारा सीखना (Learning by conditioning)–इसमें सीखने के लिए क्रिया को दूसरी वस्तु या क्रिया के साथ प्रतिबद्ध (Condition) कर दिया जाता है तथा उद्दीपन (Stimulus) से अनुक्रिया होती है।

* शाब्दिक सीखना (Verbal learning)– औपचारिक शिक्षा में सीखना शाब्दिक सीख द्वारा ही किया जाता है। इस प्रकार के सीखने में शब्द, अंक, चिन्ह, चित्र, आदि माध्यम का प्रयोग किया जाता है।

* मोटर सम्बन्धित सीखना (Motor learning)– जब सीखने में क्रिया, खासकर पेशियों (muscles), का प्रयोग किया जाता है। इसमें सीखने की प्रवृत्ति एवं गति पर ध्यान दिया जाता है। जैसे चलना, तैरना आदि।

* विचारात्मक सीखना (Conceptual learning)– किसी विचार के आधार पर व्यक्ति सीखने की कोशिश करता है। जैसे यदि किसी से कार के बारे में पूछा जाये, तो व्यक्ति को कार के बारे में सामान्य ज्ञान होगा जिसे वो और अधिक सीखने में प्रयोग कर सकता है। पिछले अनुभवों के आधार पर विचार बना कर सीखना विचारात्मक सीखना कहलाता है।

* समस्या के समाधान से सम्बन्धित सीखना (Problems-solving learning)– इस प्रकार के सीखने में व्यक्ति समस्या के समाधान के कई विकल्पों में सबसे उचित विकल्प को चुनना सीखता है। यह सीखने की जटिल विधि है।

* सीखने की प्रवृत्ति (Attitude learning) कुछ सीखने के लिए व्यक्ति की प्रवृत्ति बहुत महत्वपूर्ण होती है। प्रवृत्ति के अनुसार ही किसी विषय या वस्तु को सीखने की प्रेरणा का निर्धारण किया जाता है।

* अनुकरण से सीखना (Learning by imitation)– इस प्रकार के सीखने में एक व्यक्ति दूसरे व्यक्ति की क्रियाओं को देखकर उसी प्रकार की नकल करने या अनुकरण करने की कोशिश करता है।

- प्रयत्न एवं त्रुटि से सीखना (Learning by trail and error)– किसी कार्य को सीखने के लिए उसे बार–बार करना तथा प्रत्येक बार गलती से सीखने को प्रयत्न एवं त्रुटि से सीखना कहते हैं।
- जोड़ा सम्बन्धित सीखना (Pair associated learning)– इसमें सीख को किसी वस्तु या विषय से जोड़कर सिखाया जाता है।

5.3 **Define personality. Explain the factors influencing the personality.**
व्यक्तित्व की परिभाषा लिखिए और व्यक्तित्व को प्रभावित करने वाले कारकों के नाम विस्तार से लिखिए।

उत्तर **व्यक्तित्व की परिभाषा (Definition of personality)**

व्यक्तित्व उन प्रक्रिओं का योग है, जो कि एक लम्बी अवधि के असली अवलोकन (actual observation) द्वारा खोजी जाती हैं, ताकि विश्वास योग्य जानकारी प्राप्त की जा सके।

व्यक्तित्व पर प्रभाव डालने वाले तत्व (Factors influencing personality).

- जैविक कारक (Biological factors)
  - अनुवांशिकता (Heredity).
  - Endocrine glands के स्त्राव (Secretions of endocrine glands).
  - शारीरिक संरचना (Physique)
  - Nervous System का प्रभाव।
  - बुद्धि का प्रभाव (Effect of intelligence)
- वातावरणीय कारक (Environmental factors)
  - पारिवारिक कारक– जैसे परिवार का आकार माता पिता का प्रभाव, परिवार के सदस्यों के परस्पर सम्बन्ध, परिवार का शैक्षिक स्तर, परिवार की आर्थिक हालत।
  - स्कूल का प्रभाव (Effect of school)
  - शिक्षक का प्रभाव (Effect of teacher)
  - संगी साथी का प्रभाव (Effect of peer group)
  - भाई बहनों के पारस्परिक सम्बन्धों का प्रभाव (Inter-personal relationship among sibling)
  - मास मीडिया का प्रभाव (Effects of mass media)
- सामाजिक एवं सांस्कृतिक कारक (Social and cultural factors)
  - सामाजिक स्तर का प्रभाव (Effect of social status)
  - सामाजिक निषेधों का प्रभाव (Effect of social taboos)
  - धार्मिक आस्था (Religious belief)
  - राजनैतिक प्रणाली का प्रभाव (Effect of political system)
  - रीति–रिवाजों, जाति आदि का प्रभाव (Effect of rituals, caste, etc.)

5.4 Define intelligence. Explain the various intelligence test used for measurement of intelligence.

बुद्धिमत्ता को परिभाषित करें। बुद्धिमत्ता को मापने के लिए विभिन्न प्रकार के बुद्धिमत्ता परीक्षणों को लिखिए।

उत्तर बुद्धि (Intelligence)

परिभाषा (Definition)

"किसी विशेष संस्कृति में सफलता पाने के लिए जरूरी जानकारी एवं कौशल की क्षमता को बुद्धि कहते हैं।"

—Lo Lurto

या

"बुद्धि का वर्णन किसी समय तीव्रता से सीखने या सीखे हुए को याद रखने की क्षमता के रूप में किया जाता है।"

—Harbour & Frued

बुद्धि को मापने के टेस्ट (Test for measurement of intelligence)

- व्यक्तिगत बुद्धि टेस्ट (Individual intelligence test)
  - यह टेस्ट एक बार में एक ही व्यक्ति की बुद्धि को माप सकता है।
  - यह टेस्ट मंद बुद्धि एवं चिकित्सकीय केस में व्यक्ति की बुद्धि को मापने में प्रयोग किए जाते हैं।

  यह टेस्ट दो प्रकार के होते हैं:–

  1. मौखिक टेस्ट (verbal test)– इसमें भाषा का प्रयोग किया जाता है।
  2. अमौखिक टेस्ट (Non-verbal test)– इसमें भाषा का प्रयोग नहीं किया जाता है। इसमें वस्तुओं को हेर–फेर कर बुद्धि का परीक्षण किया जाता है। यह टेस्ट शिशु (infant), मानसिक विकलांगता एवं वह व्यक्ति जो भाषा नहीं समझते हैं, उनके लिए किया जाता है।

     उदाहरण– भाटिया बैटरी प्रदर्शन टेस्ट (Bhatia's Battery of performance test)

- सामूहिक बुद्धि टेस्ट (Group intelligence test)
  - एक ही समय में अधिक व्यक्तियों की बुद्धि को टेस्ट किया जाता है।
  - यह टेस्ट अधिक प्रचलित है।
  - यह टेस्ट भी दो प्रकार के होते है।
  - **सामूहिक मौखिक बुद्धि टेस्ट (Group verbal intelligence test)**
    - इस टेस्ट में भाषा का प्रयोग किया जाता है।
    - यह टेस्ट एक समूह में व्यक्तियों की बुद्धि को टेस्ट करने के लिए प्रयोग किया जाता है।

      उदाहरण– Army Alpha test

- सामूहिक अमौखिक बुद्धिमत्ता टेस्ट (Group non-verbal intel-ligence test)
- इस टेस्ट में भी भाषा की आवश्कता नहीं होती है।
- इस टेस्ट में उन वस्तुओं को प्रयोग किया जाता है, जिसमें शब्द एवं संख्या का प्रयोग नहीं होता है।
- इस टेस्ट में पिक्चर, चित्र या Geometrical figures का प्रयोग किया जाता है।
- इसमें व्यक्तियों को रिक्त स्थान को भरने, कुछ चित्र बनाने तथा समानता एवं असमानता बताने आदि के कार्य दिए जाते हैं।

उदाहरण– Raven's progressive matrices test-

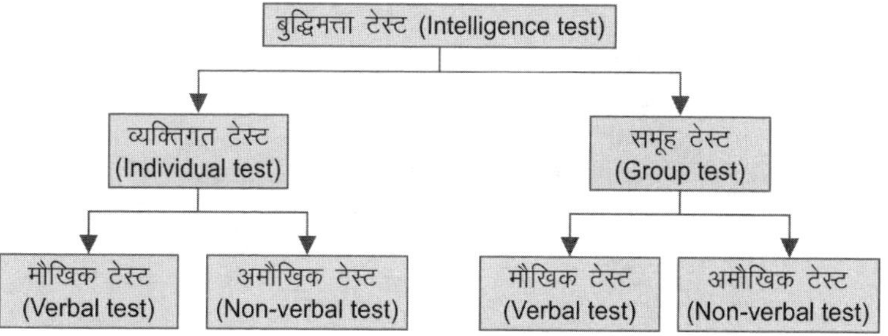

5.5 **Define marriage and explain the types of marriage. (विवाह की परिभाषा एवं उसके प्रकारों का विस्तृत वर्णन कीजिये)।**

उत्तर **विवाह की परिभाषा**

विवाह एक सार्वभौमिक (universal) एवं अनिवार्य (necessary) संस्था है, जो प्रत्येक समाज में विभिन्न संस्कारों एवं कर्मकाण्डो द्वारा संपन्न किया जाता। यह स्त्री एवं पुरुष को यौन संबंध स्थापित करने एवं बच्चों को जन्म की सामाजिक वैधता प्रदान करता है।

शादी के रूप (Forms of marriage)

- एक विवाह (Monogamy)– एक पत्नी का एक पति या एक पति की एक पत्नी।
  - एक पति विवाह (Monoandry)– एक स्त्री पर समूह का अधिकार होता है। लेकिन एक समय पर एक ही पुरुष से सम्बन्ध स्थापित कर सकती है।
  - एकजायी विवाह (Monogyny)– एक स्त्री और एक पुरुष का विवाह होता है लेकिन पुरुष अन्य स्त्रियों से यौन संबंध रख सकता है।
  - जोड़ा विवाह (Pair marriage)– यह स्थायी शादी होती है जिसमें पति पत्नी का एक जोड़ा होता है।

- बहुविवाह (Polygany)
  - समूह विवाह (Cenogamy or group marriage)– एक परिवार के सभी भाई दूसरे परिवार की सभी बहनों से या पुरुषों का एक समूह, स्त्रियों के एक समूह से विवाह करता है।
  - बहुपति विवाह– एक स्त्री के दो या अधिक पति होते हैं।
    - भ्रता सम्बन्धी बहुविवाह (Fraternal marriage)– दो या अधिक भाई एक ही स्त्री को पत्नी के रूप में स्वीकारते हैं।
    - अभ्राता सम्बन्धी बहुविवाह (Non-fraternal marriage)– जब स्त्री के दो से अधिक पति हों जो भाई या सम्बन्धी न हों।
  - बहु पत्नी विवाह (Polygyny)– एक पुरुष की एक से अधिक पत्नियाँ होती हैं।
    - साली बहनोई विवाह (Sororate)– जब पति अपनी पत्नी की बहन से विवाह करे।
    - बिना सम्बन्ध स्त्रियों से विवाह (Non-sororal)– जब पति की एक से अधिक पत्नी हो पर वह बहने न हों।

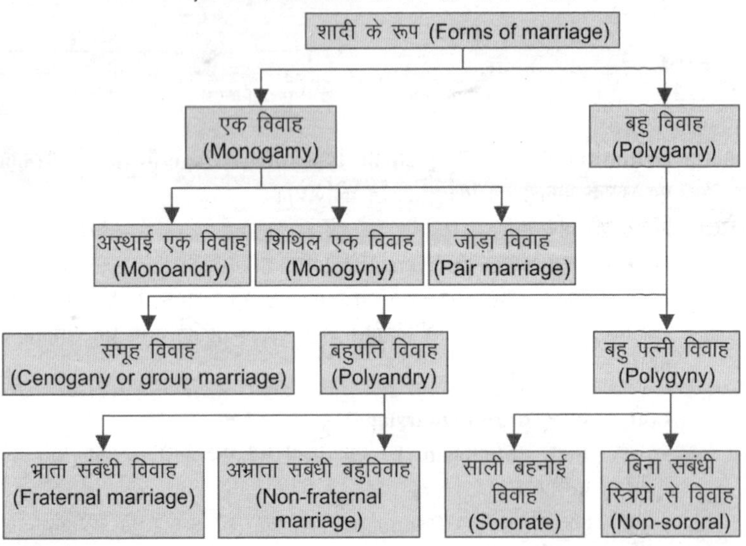

5.6 **Explain social problems in India.** भारत में सामाजिक समस्याओं का विस्तृत वर्णन कीजिये।

उत्तर भारत में सामाजिक समस्याएँ (**Social problems in India**):

भारतवर्ष में जातिवाद, धर्मवाद, गरीबी, बेरोजगारी, भ्रष्टाचार आदि के कारण कई प्रकार की सामाजिक समस्याएँ हैं जो बड़े एवं छोटे दोनों स्तर पर उपस्थित हैं। यह समस्याएँ इस प्रकार हैं–

- **महिलाओं सम्बन्धित समस्याएँ (Problems related to females)**
    - कन्या भ्रूण हत्या (Female Foeticide)
    - बाल विवाह (Child marriage)
    - दहेज प्रथा (Dowry)
    - विधवा स्त्री संबंधित समस्याएँ (Problems associate, with widows)
    - घरेलू हिंसा (Domestic violence)
    - बलात्कार एवं यौन उत्पीड़न (Rape and sexual exploitation)
    - अपहरण (Kidnapping)
    - वेश्यावृत्ति (Prostitution)
    - अविवाहित माताएँ (Unmarried mothers)
- **अपराध (Crime)**
    - बाल अपराध (Child deliquency)/बाल उत्पीड़न (Child abuse)
    - व्यावसायिक अपराध (Occupational crime)
    - अशिक्षा (Illiteracy)
- **युवाओं की समस्याएं (Problems associated with youth)**
    - बेरोजगारी (Unemployement).
    - मद्यपान एवं दवा दुरुपयोग (Alcohol and substance abuse)
    - नैतिक मूल्यों की कमी (Poor moral values)
- **विशिष्ट समूहों की समस्याएँ (Problems associated with special groups)**
    - अनुसूचित जातियों से सम्बन्धित समस्याएँ (Problems associated with schedule caste)
    - अनुसूचित जनजातियों सम्बन्धित समस्याएँ (Problems associated with schedule tribes)
    - अन्य पिछड़े वर्गों सम्बन्धित समस्याएँ (Other backward class associated problems)
    - अल्पसंख्यक वर्गों सम्बन्धित समस्याएँ (Minority group associated problems)
- **राष्ट्र सम्बन्धित समस्याएँ (Problems associate with nation)**
    - आतंकवाद (Terrorism)
    - गरीबी (Poverty)
    - साम्प्रदायिकता (Communism)
    - अपराध (Crime)
    - सफेद कालिर अपराध (White collar crime)/राजनैतिक अपराध (Political crime)

- स्वास्थ्य सम्बन्धित सामाजिक समस्याएं **(Problems of health associated with social issues)**
    - जलपूर्ति की समस्या (Problems of water supply)
    - पर्यावरण स्वच्छता संबंधित समस्याएं (Problems of environmental sanitation).
    - जनसंख्या विस्फोट (Population Explosion)
    - यौन रोग एवं एड्स (Sexual diseases and AIDS)
    - विकलांग नागरिक (Handicapped citizen)
    - महिलाओं का तिरस्कार (Women abuse)

Other Important Questions

PSYCHOLOGY: SHORT NOTES

प्रश्न प्रयत्न और भूल से सीखने की विधि को लिखिए। (Explain trial and error learning).

उत्तर प्रयत्न एवं भूल से सीखने की विधि (Trial and error learning method)

- यह विधि (Edward Lee Thorndike (1874–1949) ने प्रस्तावित की।
- इस विधि के अनुसार सीखना (learning) उद्दीपक (stimulus) एवं प्रतिक्रिया (reaction) के बीच बनने वाला जोड़ है।
- Thorndike के अनुसार सीखना सिर्फ सही प्रतिक्रियाओं (reactions) के प्रभाव का अंदर जाना तथा गलत प्रतिक्रियाओं (response) के प्रभाव का बाहर आना है, जो प्रयत्न एवं भूल से सीखने की विधि द्वारा किया जाता है।

Thorndike का प्रयोग (Experiment of Thorndike)

- उन्होंने बिल्ली को एक बक्से (Puzzle box) में बंद किया जिसका दरवाजा चटकनी दबाने से खुल जाए। उन्होंने उस बक्से के बाहर एक मछली रखी, जो बिल्ली के लिए बाहर आने के लिए एक प्रेरक की तरह काम करे। बिल्ली ने मछली को पाने के लिए कई निरुद्देश क्रिया की जैसे काटना, उछलना, कूदना आदि। अचानक उसके चटकनी पर हाथ लगाने से दरवाजा खुल गया। अगली बार जब बिल्ली को पुनः बक्से में रखा गया तो उसने पिछली बार से कम समय लगाया। कई बार यह प्रयोग दुहराने से बिल्ली ने अंततः चटकनी खोलना सीख लिया।
- इस प्रयोग के आधार पर Thorndike ने सीखने (learning) के कुछ घटकों (elements) की व्याख्या की, जो हैं:–
  - प्रणोदन (Drive)- बिल्ली का भूखा होना।
  - लक्ष्य (Goal)– मछली
  - बाधाएँ जो उसे लक्ष्य प्राप्त करने से रोक रहीं थीं (Barriers preventing from achieving the goals)– दरवाजा
  - अनियमित प्रयास (Random attempts)– उछलना, काटना आदि
  - अचानक सफलता (Chance success)– अचानक चटकनी खुलना।
  - सही प्रतिक्रिया का चुनाव (Selection of right response)– अगली बार कम समय में लक्ष्य हासिल करना।
  - सही प्रक्रिया का स्थिर होना (Fixation of right response)– अंत में बिना किसी अनियमित प्रयास के लक्ष्य हासिल करना।

प्रश्न   सीखने के मुख्य नियमों को लिखिए।
(Explain the major Laws of Learning)
उत्तर   सीखने के मुख्य नियमः (**Laws of learning**).

- **तत्परता का नियम (Law of readiness):** व्यक्ति तभी सीख पाता है जब सीखना चाहता है। इसलिए सीखने के लिए थोड़ी तैयारी भी आवश्यक होती है।
- **प्रभाव का नियम (Law of effect):** क्रिया के अच्छे या बुरे प्रभाव के अनुसार ही व्यक्ति सीखता है। यदि उसे किसी क्रिया से सन्तुष्टि या प्रसन्नता प्राप्त होती है, तो वह उस क्रिया को दोहराता है। यदि वह क्रिया से असन्तुष्ट होता है वह उसे दोबारा नहीं करता है।
- **अभ्यास या उपयोग का नियम (Law of exercise or use):** किसी भी क्रिया को अभ्यास के द्वारा मजबूती से सीखा जा सकता है। अधिक अभ्यास सीख को अधिक आसान, पक्का एवं दुरूस्त बनाता है।
- **आवृत्ति का नियम (Law of frequency):** यह उपयोग के नियम से सम्बन्धित है। जितनी बार व्यक्ति किसी कार्य को करता है जितनी अधिक अवधि के लिए करता है, उसकी सीख उतनी ही मजबूत होती है।
- **अनुपयोग का नियम (Law of disuse):** यदि किसी सीख का निरन्तर अभ्यास या उपयोग नहीं किया जाता तो वह सीख धीरे–धीरे क्षीण होती जाती है।
- **आधुनिकता का नियम (Law of recency):** अभ्यास जितना आधुनिक या नया होगा, उतना ही सीखने में अधिक रुचि हागी।
- **प्रमुखता का नियम (Law of primacy):** कोई भी अनुभव जब पहली बार हो या अधिक महत्त्वपूर्ण हो तो वह हमेशा याद रहता है, जैसे पहली बार इन्जेक्शन लगाने में की गई गलती।
- **उद्देश्य का नियम (Law of purpose):** यदि सीख उद्देश्यपूर्ण हो तो व्यक्ति उसे जल्दी सीखता है।
- **सम्बन्ध का नियम (Law of association):** जब एक सीख दूसरी सीख की याद दिलाए। जैसे कोई तारीख याद रखना, अगर उसका सम्बन्ध किसी विशेष अवसर से हो।

प्रश्न   स्मृति या मेमोरी के प्रकार लिखो। **(Briefly explain types of memory).**
उत्तर   स्मृति के प्रकार (**Types of memory**)

- **तात्कालिक स्मृति (Immediate memory)**
  - वह स्मृति जो व्यक्ति को कोई वस्तु या विषय अवबोधन (perception) के तुरन्त बाद उसे स्मरण करने में सहायता करती है।
  - इस स्मृति का अवरोधन (retention) समय बहुत कम होता है।
  - यह स्मृति तब काम आती है जब हमें कोई वस्तु थोड़ी देर के लिए याद रखनी होती है।

– उदाहरण– किसी का फोन नंबर डायरेक्टरी में देखकर मिलाना और बात समाप्त होने पर नम्बर भूल जाना।

- **अल्पआयु स्मृति (Short-term memory)**–
    – यह कम मात्रा की जानकारी को संग्रहित करती है।
    – इसकी समय अवधि (15–30 सेकेन्ड) छोटी होती है।
    – यह तात्कालिक अवधि से लम्बी अवधि की होती है।
- **लम्बी आयु स्मृति (Long term memory)**
    – इसकी क्षमता होती है किसी जानकारी के लम्बे समय तक स्मरण रखने की।
    – यह अवधि दिन, महीने, साल और यह पूरे जीवनकाल की भी हो सकती है।
    – लम्बी आयु स्मृति की सहायता से हम किसी जानकारी को लम्बे समय तक संग्रहित कर सकते हैं एवं समय पर उसे उपयोग कर सकते हैं।

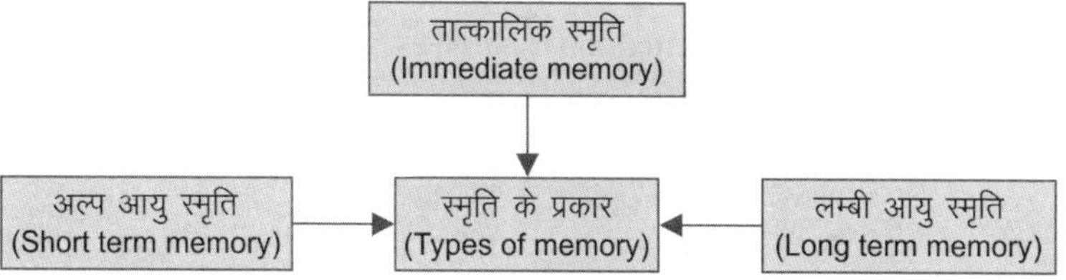

प्रश्न धारणा के सिद्धान्तों को लिखो। (Write the principles of perception).

उत्तर धारणा के सिद्धान्त (Principle of perception)

- **आकृति–भूमि सम्बन्ध का सिद्धान्त (Principle of figure-ground relationship):** इस सिद्धान्त के अनुसार, हर आकृति को उसकी पृष्ठभूमि (Background) के सम्बन्ध में धारण किया जाता है। आकृति के रंग, आकार एवं बनावट को उसकी आकृति एवं पृष्ठभूमि दोनों के ही आधार पर देखा जाता है एवं धारण किया जाता है।
- **समापन का सिद्धान्त (Principle of closure):** इस सिद्धान्त के अनुसार किसी अधूरे पैटर्न को व्यक्ति अपने ज्ञान से पूरा कर उसे किसी अर्थपूर्ण वस्तु के रुप में देखता है।
- **अनुकूलनशीलता का सिद्धान्त (Principle of adaptability):** इसका अर्थ है किसी वस्तु या विषय के प्रति अनुकूल (adaptability) उत्पन्न करना ताकि जब वह उसी के समानान्तर उद्दीपक से रूबरू हो तो उसे अधिक फर्क नहीं पड़े।
    उदाहरण– जो लोग ओ. टी. में काम करते हैं तथा रक्त के सम्पर्क में रहते हैं, सामान्य वातावरण में खून देखकर उन्हें अधिक फर्क नहीं पड़ेगा, क्योंकि वह इसे सामान्य रुप में अवधारण करेंगें।

- **समूहीकरण का सिद्धान्त (Principle of grouping):** जब व्यक्ति को कोई उद्दीपक किसी अर्थपूर्ण पैटर्न में समूहीकरण कर दिखाया जाता है, तब वह उसे समूह के संबंध में अवधारणा करता है एवं अलग से नहीं।
- **विरोध का सिद्धान्त (Principle of contrast):** जब किसी चीज या विषय का अवबोधन विरोध के आधार पर किया जाये।
- **सरलता का सिद्धान्त (Priciple of simplicity):** किसी भी वस्तु या पैटर्न में से व्यक्ति सबसे सरल अवबोधन को समझता है।
- **प्रसंग या संदर्भ का सिद्धान्त (Principle of context):** किसी प्रसंग के अनुसार विषय, व्यक्ति या समय को अवबोधन करना, उदाहरण जब हम खुश होते हैं तो सब अच्छा लगता है लेकिन जब मन उदास होता है तो सबसे प्रिय वस्तु, या व्यक्ति भी अच्छा नहीं लगता है।

प्रश्न   नियंत्रण और डायरेक्ट अटेंशन के फैक्टर को संक्षिप्त में लिखो।
(Write the factors of control and direct attention).

उत्तर   Control एवं direct attention के कारक–

- **आन्तरिक कारक (Internal factors)**
  - रुचि (Interest)—मनुष्य उस विषय या वस्तु के प्रति ध्यान (attention) देता है जो उसकी रुचि से संबंधित हो।
  - उद्देश्य (Aim)—व्यक्ति अपने उद्देश्य के अनुसार ध्यान देता है, जैसे fashion designer कपड़ों पर, राजनेता राजनीति पर।
  - प्रेरक (Motive)– भूख, प्यास, इच्छाएँ, डर आदि व्यक्ति के ध्यान को अपनी और खींचतीं है।
  - आदतें (Habits)—किसी विषय या वस्तु के प्रति ध्यान व्यक्ति की आदतों पर भी निर्भर करता है।
  - मानसिक स्थिति (Mental status)—व्यक्ति की मनोदशा भी ध्यान को प्रभावित करने में महत्वपूर्ण भूमिका निभाती है। जैसे भूखे व्यक्ति को जहाँ भी खाने संबंधित वस्तु दिखेगी उसका ध्यान वहीं जाऐगा।
  - भावनाएँ एवं पिछले अनुभव (Emotions and past experiences)– भावनाएँ एवं पिछले अनुभवों के आधार पर भी व्यक्ति का ध्यान प्रभावित होता है। जैसे किसी दोस्त से झगड़ा होने पर व्यक्ति हमेशा उसकी बुराई पर ही ध्यान केन्द्रित करता है।
  - स्वभाव एवं मनोदशा (Disposition and temperament)—व्यक्ति के स्वभाव एवं मनोदशा के अनुरूप उसका ध्यान होता है। यदि व्यक्ति को साफ–सफाई पसंद है तो वो जहाँ भी जाएगा सबसे पहले वहाँ की साफ–सफाई पर उसका ध्यान जाएगा।
  - अर्थपूर्ण उद्दीपक (Meaningful stimuli)– व्यक्ति का ध्यान हमेशा अर्थपूर्ण उद्दीपक की ओर आकर्षित होता है।

- बाह्य कारक (External factors): बाह्य कारक जो ध्यान को सबसे अधिक प्रभावित करता है वह है उद्दीपक (stimuli) एवं उसकी विशेषताएँ जो इस प्रकार है–
    - उद्दीपक की प्रवृत्ति (Nature of stimulus)
    - कमजोर या तीव्र उद्दीपक (Weak or strong stimulus)
    - उद्दीपक की गतिशीलता (Movement of stimulus)
    - उद्दीपक का आकार, विरोधी भाव, बदलाव (Size, contrast and change in stimulus)
    - उद्दीपक की स्थिति (Location of stimulus)
    - उद्दीपक का दोहराव (Repetition of stimulus)

प्रश्न   बुद्धिमानी के फीचर्स को लिखो। (Write the features of intelligence).

उत्तर बुद्धिमानी के लक्षण (Features of intelligence)

- बुद्धिमान व्यक्ति अच्छे निर्णय लेने मे सक्षम होता है।
- वह अपने लक्ष्य निर्धारित करने तथा उनको हासिल करने में सक्षम होता है
- उसके पास अच्छे शब्दों (Vocabulary) का ज्ञान होता है।
- वह अपने और अपने आस–पास तथा दुनियाँ के बारे में जागरूकता रखता है।
- वह अपने अनुभवों द्वारा स्वयं को एवं दूसरों को लाभ पहुँचाता है।
- वह अपने वातावरण में आसानी से व्यवस्थित (adjust) हो जाता है।
- वह अपनी समस्याओं का समाधान करने मे सक्षम होता है।
- वह कम समय में अधिक सीखने की क्षमता रखता है।
- वह वस्तु एवं व्यक्ति के बीच के संबंधो को आसानी से समझ सकता है।
- वह सब बातों का सारांश सोच सकता है।

प्रश्न   थार्नडाइक के सीखने के नियमों की सूची बनाइए।
(Enlist the Laws of learning according to Thorndike).

उत्तर थार्नडाइक के सीखने के नियम (Laws of learning according to Thorndike)

- तत्परता का नियम (Law of readiness)
- संतुष्टि–असंतुष्टि के प्रभाव का नियम (Law of effect of satisfaction/dissatisfaction)
- प्रवृत्ति का नियम (Law of attitude)
- अनुभव एवं अभ्यास का नियम (Law of experience and practice)
- बहुप्रतिक्रिया का नियम (Law of multiple response)
- समानता का नियम (Law of analogy)
- सम्बन्धित बदलती स्थिति का नियम (Law of associative shifting)

प्रश्न मानसिक मंदता से आप क्या समझते है? मानसिक मंदता का वर्गीकरण कीजिए।
(**What do you mean by mental retardation. Explain the classification of mental retardation**)

उत्तर मानसिक मंदता (**Mental retardation**) की परिभाषा

यह एक प्रकार का मानसिक विकार है जिसमें रोगी की बुद्धिमत्ता कार्यप्रणाली (Intellectual functioning) में उल्लेखनीय विकलांगता या कमी आ जाती है एवं इसकी शुरूआत विकास के 0–18 वर्ष में शुरू होती है।

मानसिक मंदता के चार प्रकार होते हैं:–

- नर्म अथवा क्षीण मंदता (Mild retardation)
  - रोगी का IQ 50–70 के बीच होता है।
  - मानसिक आयु 8 वर्ष से अधिक होती है।
  - वह शिक्षा प्राप्त करने में सक्षम होता है।
  - उसे किसी भी प्रकार का प्रशिक्षण प्रदान किया जा सकता है।
- साधारण या अल्प बुद्धि मंदता (Moderate retardation)
  - इसमें रोगी का IQ 30–50 होता है।
  - उसकी मानसिक आयु 3–8 साल के बच्चे की होती है।
  - यह शिक्षा योग्य नहीं होते किन्तु विभिन्न कार्यों में प्रशिक्षित किया जा सकता है।
- गम्भीर मंदता (Severe retardation)
  - रोगी का IQ 30 से भी कम होता है एवं उसकी मानसिक आयु 3 वर्ष से कम आयु के बच्चे की होती है।
  - इस रोगी को शिक्षित एवं प्रशिक्षित करना बहुत कठिन है।
- अत्यधिक गंभीर मंदता (Profound retardation)
  - रोगी का IQ 15 से कम होता है एवं मानसिक आयु 1 वर्ष या उससे भी कम होती है।
  - यह भी शिक्षण एवं प्रशिक्षण पाने योग्य नहीं होते।

प्रश्न सीखने की विशेषताएँ लिखिए। (**List down the characteristic of learning**).

उत्तर सीखने की विशेषताएँ (Characteristic of learning)

- सीखना एक प्रक्रिया (Process) है, परिणाम (Product) नहीं।
- सीखना उन सभी अनुभवों एवं गतिविधियों का ताल–मेल होता है जिसे व्यक्ति जन्म के बाद से सीखता है एवं यह उसके व्यवहार में बदलाव लाने में सहायक होता है।
- सीखना व्यवहार में बदलाव लाता है लेकिन यह बदलाव सकारात्मक एवं नकारात्मक दोनों दिशा में हो सकता है।
- सीखना व्यक्ति को रूपांतरण (Adaptation) एवं समंजन (adjustment) सिखाने के लिए तैयार करता है।

- सीखना एक व्यापक प्रक्रिया होती है जो व्यक्ति के जीवन के सभी पहलुओं को कवर करती है।
- प्रत्येक सीख उददेश्यपूर्ण एवं लक्ष्य संबंधित होती है।
- सीखना सार्वभैमिक (Universal) एवं निरंतर (Continuous) प्रक्रिया है।
- सीखने की कोई सीमा नहीं होती है। इसे किसी भी आयु, लिंग, जाति द्वारा अपनाया जा सकता है।
- यह कभी न समाप्त होने वाली प्रक्रिया है।
- सीखना एक स्थिति से दूसरी स्थिति में स्थानांतरित (transfer) हो जाता है।
- यह उपयुक्त वृद्धि एवं विकास के लिए आवश्यक है।
- यह व्यक्तित्व के संतुलित विकास में सहायता करती है।

प्रश्न Conditioning द्वारा सीखने को उदाहरण के साथ समझाएँ।
(**Explain about learning by Conditioning with examples**).

उत्तर Classical conditioning theory of learning.

- इस थ्योरी को Ivan Pavlov (1849–1936) ने 1904 में प्रस्तावित किया । उनके अनुसार व्यक्ति के सीखने को Conditioning की प्रक्रिया द्वारा प्रभावित किया जा सकता है।
  इस थ्योरी को सिद्ध करने के लिए उन्होंने निम्नलिखित प्रयोग किया।
  - Pavlov ने कुत्ते को खाना दिया और नोट किया कि खाने को देखकर कुत्ते के मुँह में लार आ जाती है।
  - फिर उन्होंने खाना देने के लिए घण्टी बजाना शुरू किया। शुरुआत में तो इसका पर कोई प्रभाव नहीं पड़ा, पर बार–बार घण्टी का stimulus देने के बाद खाना देने पर Pavlov ने नोटिस किया कि, अगर घण्टी बजाई जाए तो भी कुत्ते के मुँह में लार आ जाती है भले ही उसे भोजन दिया जाये या न दिया जाए।
  - इस तरह प्रयोग के बाद कुत्ते की लार (Saliva) unconditional response से conditional response में परिवर्तित हो जाती है।
  इस प्रयोग के बाद Pavlov ने सिद्ध किया यदि सीख किसी stimulus के साथ दी जाए तो वह मनुष्य में प्राकृतिक प्रतिक्रिया (conditional response) पैदा करती है।
- **Operant conditioning theory of learning**
  - इस थ्योरी को BF Skinner (1904–1990) ने प्रस्तावित किया।
  - उनकी थ्योरी के अनुसार व्यक्ति stimulus का इंतजार नहीं करता बल्कि स्वयं वातावरण के अनुरूप क्रिया या प्रतिक्रिया करता है, ताकि वह उसमें कुछ बदलाव ला सके। उन्होंने इसे व्यवहार की संज्ञा दी है।
  - इस थ्योरी के अनुसार व्यवहार Operant क्रियाओं के परिणाम पर आधारित होता है। यदि परिणाम अनुकूल (favorable) है, तो व्यक्ति

उस व्यवहार को दोहराता है। यदि परिणाम प्रतिकूल (unfavorable) है तो उस व्यवहार के दोबारा होने के अवसर कम हो जाते हैं।

- Skinner द्वारा किया गया प्रयोग में एक चूहे को ऐसे डब्बो में बंद किया, जिसमें एक हत्था था जिसे दबाने से उसमें से खाने की चीज डब्बों में पहुँच जाएगीं।

  ○ शुरूआत में चूहे के लिए अपने आप खाना उस डब्बे में डाला फिर बंद कर दिया।

  ○ जब चूहा भूखा हुआ तो उसने डब्बे की जाँच की तथा हत्थे को अचानक से दबा दिया और खाना आ गया।

  ○ कुछ देर बाद चूहे ने फिर यह प्रक्रिया दोहराई एवं खाना खा लिया।

  ○ तीसरी चौथी बार के बाद चूहा जल्दी–जल्दी हत्था दबाने लगा।

  ○ इस प्रकार खाने ने चूहे को सकारात्मक मजबूती (Positive reinforcement) प्रदान की तथा व्यवहार की स्थापना हुई।

प्रश्न **मानसिक स्वास्थ्य की विशेषताएँ।** (Characteristic of mental health).

उत्तर मानसिक स्वास्थ्य की विशेषताएँ इस प्रकार हैं–

व्यक्ति का जगत तथा एक दूसरे के साथ समंजन जो कि अधिकतम प्रभाव एवं खुशहाली लाए, उसे मानसिक स्वास्थ्य कहते है।

—Karl Menninger

- व्यक्ति का स्वयं के प्रति सकारात्मक नजरिया (Positive attitudes towards self)– व्यक्ति अपनी ताकत एवं कमजोरियों के बारे में जानता है तथा उसे अपनी पहचान होती है। वह अपने वातावरण में सुरक्षित महसूस करता है।

- वातावरण का स्वामित्व (Environmental mastery) – वह व्यक्ति मानसिक रूप से स्वास्थ्य कहलाता है जिसने अपने समाज एवं वातावरण में अपने लिए एक संतुष्टिपूर्ण स्थान बनाया है।

- एकीकरण (Integration)– व्यक्ति अपनी परेशानी द्वारा उत्पन्न घबराहट का प्रबंधन करने मे सक्षम रहता है। वह वातावरण एवं जीवन के प्रति सक्षम रूप से अपनी प्रतिक्रिया स्पष्ट कर पाता है।

- स्वायतता (Autonomy)– मानसिक रूप से स्वस्थ व्यक्ति स्वाधीनतापूर्वक (Independently) स्वयं निर्देशित (Self directed) ढंग से कार्य करने की क्षमता रखता है। वह अपने विकल्प स्वयं चुनता है तथा उसके परिणाम के लिए स्वयं को उत्तरदायी समझता है।

- सत्य का अवबोधन (Perception of reality)– मानसिक स्वास्थ्य के कारण व्यक्ति को अपने आस–पास के वातावरण का असली अवबोधन (Perception) होता है। वह समाज के प्रति संवेदनशील होता है तथा दूसरों की जरूरतों एवं इच्छाओं का आदर करता है।

- भावनात्मक परिपक्वता (Emotional maturity)– मानसिक रूप से स्वस्थ व्यक्ति अपने व्यवहार में भावनात्मक परिपक्वता दर्शाता है तथा उसमें कुंठा (Frustration) को झेलने की क्षमता होती है। वह दिन–प्रतिदिन की निराशा का भी हिम्मत से सामना करता है।
- संतुलित जीवन (Well-balanced life)– मानसिक रूप से स्वस्थ व्यक्ति के कई प्रकार के शौक एवं रुचि होती हैं तथा वह घर, कार्य, आराम एवं मनोरंजन से भरपूर एवं संतुलित जीवन व्यतीत करता है।

प्रश्न ध्यान (Attention)

उत्तर ध्यान (Attention)

परिभाषा: अपनी चेतना (consciousness) की एकाग्रता (concentration) को किसी एक वस्तु (object) या उद्दीपक (stimulus) पर स्थिर (stable) करने की क्रिया को ध्यान (attention) कहते हैं।

ध्यान के प्रकार (Types of attention)

- ऐच्छिक ध्यान (Voluntary attention)
    - यह मनुष्य की चेतना पर निर्भर करती है। यदि व्यक्ति की इच्छा होती है, तो वो ध्यान देता है अन्यथा नहीं।
    - इससे व्यक्ति को अपने लक्ष्य की प्राप्ति होती है। उदाहरण– परीक्षा से एक दिन पहले पढ़ाई मे अधिक ध्यान लगना।
- अनैच्छिक ध्यान (Involuntary attention)
    - यह अनिच्छा द्वारा किसी विशेष उद्दीपक (stimulus) की तरफ चेतना के जाने से होता है।
    - अनैच्छिक ध्यान से लक्ष्य प्राप्ति में बाधा उत्पन्न होती है।
    - उदाहरण– तेज आवाज या अदभुत रंग की तरफ ध्यान जाना।
- स्वभाविक ध्यान (Habitual attention)
    - इस प्रकार के ध्यान को आदत या अभ्यास द्वारा लगाया जाता।
    - यह इच्छा एवं अनिच्छा के बीच के ध्यान की स्थिति होती है।
    - उदाहरण– शुरू में गाड़ी चलाना सीखते समय व्यक्ति हर पहलू पर विशेष ध्यान देता है, लेकिन जब उसे उसकी आदत हो जाती है वह इच्छा एवं अनिच्छा के ध्यान के द्वारा इसे संचालित कर सकता है।

प्रश्न विकर्षण (Distraction)

उत्तर **परिभाषा:** जब व्यक्ति के ध्यान में किसी उद्दीपक (stimulus) के कारण बाधा उत्पन्न होती है तो उसे विकर्षण कहते हैं।

विकर्षण के स्त्रोत (Sources of distraction)

- बाहरी स्त्रोत (External sources)
    - शोर
    - संगीत

- अनुचित रोशनी
- अनुचित संवातन
- तापमान का उतार चढ़ाव
- आंतरिक स्त्रोत (Internal sources)
  - बीमारी
  - थकान
  - अरूचि
  - प्रेरणा की कमी
  - बोरियत

विकर्षण के प्रकार (Types of distraction)

- निरंतर विकर्षण (Continuous distraction)– यह विकर्षण लगातार होता है। उदाहरण संगीत लगातार बजाना।
- सांतर विकर्षण (Discontinuous distraction)– यह विकर्षण थोड़े–थोड़े समय पर होता है।
  उदाहरण– थोड़ी–थोड़ी देर मे बिजली का जाना ।

प्रश्न   आदतें (Habits)

उत्तर परिभाषाः यह व्यक्ति की हर बार एक ही प्रकार से व्यवहार करने की प्रवृत्ति होती है।
यह आदतें अच्छी एवं बुरी हो सकती हैं।

आदतों का निर्माण (Formation of habits)

- बचपन या शुरूआत से ही अच्छी एवं मजबूत शुरूआत के कारण आदतों का निर्माण होता है।
- नए कार्य या नई सीखी वस्तु एवं क्रिया को बार–बार दोहराना।
- किसी अपवाद या विशिष्टता (exception) की छूट न देने से भी आदतों का निर्माण होता है।
- ऐसी परिस्थितियाँ पैदा करना जो आदतों के बनने मे सहयोग करती हैं तथा ऐसी परिस्थितियों को दूर करना जो आदतों के बनने में बाधा उत्पन्न करें।
- नए बनी आदतों का अभ्यास करने से आदतें सुदृढ़ हो जाती हैं।

आदतों की विशेषताएँ (Characteristic of habits)

- यह बार–बार अभ्यास करने से सीखी जाती हैं।
- आदत के द्वारा क्रिया अपने आप होने लगती है, जिसमे कम श्रम एवं ध्यान की जरूरत होती है।
- यह एक समान तभी दोहराई जा सकती है जब परिस्थितियाँ भी समान हों।
- आदतों से संबंधित कार्य एवं व्यवहार सरलता एवं शीघ्रता से पूरे होते हैं।
- आदतें व्यक्ति को अच्छी एवं रूचिकर प्रतीत होती है।

आदतों को तोड़ना या बिगड़ना (Breaking of habits)

आदतें लम्बे अंतराल एवं कई अभ्यास के बाद सीखी जाती हैं, इसलिए इन्हें छोड़ना या बिगाड़ना मुश्किल हो जाता है। फिर भी इन्हें निम्नलिखित प्रकार से तोड़ने का प्रयास किया जा सकता है–

* बुरी आदतों को अच्छी आदतों से बदलना।
* अच्छी आदतें सिखाते समय अपवाद (exception) को न आने दें।
* अच्छी आदतें सीख रहे व्यक्ति को प्रोत्साहित करें।
* मजबूत इच्छा शक्ति से इसका प्रारम्भ करें।
* आदत की विपरीत आदत को बनाने का प्रयास करें।
* किसी आदत को अत्यधिक सीमा तक दोहराकर भी तोड़ा जा सकता है।

आदतों के प्रकार (Types of habits)

* यांत्रिक आदतें (Mechanical habits)– जिनको बिना ध्यान दिए तकनीक के प्रयोग से पूरा किया जाए जैसे पंखे का बटन दबाना, सिलाई करना।
* शरीर–क्रिया विज्ञान आदतें (Physiological habits)–शरीर की मूल आवश्यकताओं को पूरा करने की आदतें जैसे पानी पीना, सोना।
* नैतिक आदतें (Moral habits)– अच्छे चरित्र एवं नैतिक व्यवहार को दर्शाती आदतें जैसे बड़ो को इज्जत देना, ईमानदारी आदि।
* भाषा से संबंधित आदतें (Habits of speech)– यह व्यक्ति के भाषा या वर्णमाला प्रयोग से संबंधित आदतें हैं जैसे स को श बोलना, कोई तकियाकलाम प्रयोग करना।
* विचार से संबंधित आदतें (Habits of thoughts)– यह व्यक्ति के विचार एवं विचारधारा से संबंधित आदतें है जैसे सकारात्मकता भरी सोच, दूसरों की सहायता करने की आदत।
* भावनात्मक आदतें (Emotional habits)– भावनाओं के बदलाव से उत्पन्न आदतें जैसे कोई व्यक्ति सदैव खुश रहता है तो कोई गुस्से में।
* मानसिक आदतें (Psychological habits)– यह आदतें व्यक्ति के मानसिक स्तर एवं विकास द्वारा उत्पन्न होती है, जैसे नाखून चबाना, बाल चबाना।

प्रश्न विस्मरण (Forgetfulness)

उत्तर परिभाषाः विस्मरण किसी सीखी हुई चीज़ को याद न कर पाने या न पहचान पाने के स्थाई या अस्थाई रूप से नष्ट होने को कहते हैं।

—Munn

या

पिछले प्रयासों को करना या दोहराने में उस क्रिया को याद कर पाने में असफलता को विस्मरण कहते है।

विस्मरण के प्रकार (Types of forgetting)

- प्राकृतिक विस्मरण (Natural forgetting)– समय के साथ सीखी चीज़ो को भूलना।
- अस्वस्थ विस्मरण (Morbid abnormal forgetting)– व्यक्ति जान बूझकर भूलने की कोशिश करता है।

विस्मरण के कारण (Causes of forgetting)

- सीखते समय अनुचित छाप (Inadequate impression at the time of learning)
- समय के साथ किसी विषय या वस्तु को भूलना (Time lapse)
- अनुचित दोहराव या अभ्यास (Inadequate reptitition or practice)
- सीखने की मात्रा, अवधि, गतिविधि एवं उपकरणों का प्रभाव (Effects of sources and period of learning)
- स्वास्थ्य स्तर में गिरावट (Poor health)
- मानसिक स्थिति का अस्थिर या रोगग्रस्त होना (Mental unstability or disorder)
- प्रेरकों का अभाव (Lack of motivation)
- भावनात्मक स्थिति का प्रभाव (Effects of emotional status)
- सीखने में रूचि का अभाव (Lack of interest)
- दमन (Repression)

प्रश्न चिंतन (Thinking)

उत्तर परिभाषाः यह समस्या को हल करने की प्रक्रिया है, जिसमें हम विचार एवं चिन्हों को प्रत्यक्ष क्रिया के स्थान पर प्रयोग करते हैं।

—Gilmer

या

चिंतन एक व्यवहार है जो अधिकतर निर्विवाद एवं छिपा हुआ होता है और इसमें सामान्यतः चिन्हों (प्रतिरूप विचार एवं अवधारणा) का प्रयोग किया जाता है।

—Garrett

चिंतन के प्रकार (Type of thinking)

- **ठोस चिंतन (Concrete thinking)**
  - यह सबसे सामान्य चिंतन का प्रकार है।
  - यह अवबोधन के आधार पर किया जाता है तथा यह असली एवं ठोस वस्तु या घटनाओं पर आधारित होता है।
  - यह चिंतन जानवरों एवं बच्चों में होता है।

- **विस्तृत चिंतन (Abstract thinking)**
  - इसमें व्यक्ति अवधारणा (concepts), व्यापक विचार (Generalized ideas), एवं भाषा के आधार पर चिंतन करता है।
  - यह उच्च श्रेणी का चिंतन कहा जाता है।
- **तर्क–संगत चिंतन (Logical thinking)**
  - यह जटिल समस्याओं को हल करने के लिए प्रयोग किया जाता है।
  - इस चिंतन में आवश्यक अनुभव को पुनः संगठित कर उसमें से नई तकनीक या विचार निकाला जाता है, जिससे समस्या का समाधान किया जा सके।
- **रचनात्मक चिंतन (Creative thinking)**
  - यह चिंतन कुछ नया बनाने के लिए प्रयोग किया जाता है।
  - किसी भी प्रकार के अनुसंधान (research), अविष्कार (discovery) आदि का आधार रचनात्मक चिंतन होता है।
- **समीक्षात्मक चिंतन (Critical thinking)**
  - इस प्रकार के चिंतन में बोध क्रिया (Cognitive process) का प्रयोग किया जाता है ताकि निष्पक्ष रुप से निष्कर्ष निकाला जा सके।
- **सकारात्मक चिंतन (Positive thinking)**
  - व्यक्ति का आशावादी चिंतन, जो अच्छे मानसिक स्वास्थ्य को दर्शाता है।
- **नकारात्मक चिंतन (Negative thinking)**
  - व्यक्ति का निराशावादी चिंतन जो व्यक्ति की व्याकुल या अस्वस्थ मानसिकता को दर्शाता है।

चिंतन को प्रभावित करने वाले कारक (Factors affecting thinking)

- दृढ़ निश्चय (Strong motivation)
- ध्यान एवं लचीलापन (Alertness and flexibility)
- समय सीमा (Time limit)
- रुचि (Interest)
- सतक्रता (Alertness)
- बुद्धिमता का स्तर (Level of intelligence)
- भावनात्मक नियंत्रण (Control of emotions)
- तर्क प्रक्रिया का विकास (Development of reasoning process)
- चिंतन की स्वतंत्रता (Freedom of thinking)
- ज्ञान एवं अनुभव (Knowledge and experience)
- अवधारणा एवं भाषा का ज्ञान (Knowledge of concepts and language)

प्रश्न तर्क **(Reasoning)**

उत्तर तर्क **(Reasoning)**

परिभाषा (Definition)

तर्क एक प्रकार की चिंतन प्रक्रिया है, जिसका न कोई उद्देश्य और न ही कोई लक्ष्य होता है।

या

तर्क ऐसी समस्याओं को हल करने के लिए पुराने अनुभवों का संयोजन है, जिनका उपाय पहले अनुभव के हलों की पुनः प्रस्तुति द्वारा नहीं किया जा सकता है।

—Mann

तर्क के प्रकार (Types of reasoning)

- प्रेरक तर्क (Inductive reasoning)– जब एक नियम या सिद्धान्त (जो कि एक विशेष केस में सत्य है) को दूसरे केस में प्रयोग किया जाता है (जो कि उसी प्रकार का है)।
- निगमनात्मक तर्क (Deductive reasoning)– इसमें हम सामान्य सिद्धान्त से विशिष्ट सिद्धांत की ओर जाकर तर्क देते हैं।

तर्क प्रक्रिया (Process of reasoning)

- कठिनाई की उत्पत्ति या अनुभव।
- कठिनाई का हल खोजने की उत्सुकता।
- समस्या को समझ कर उसका विश्लेषण करना।
- जानकारी इकट्ठा कर उनका वर्गीकरण एवं मूल्यांकन करना।
- परिकल्पना (Hypothesis) बनाना।
- समस्या के मूल्यांकन के आधार पर परिकल्पना का परीक्षण करना।
- समस्या/कठिनाई का समाधान करना।

प्रश्न समस्या का समाधान **(Problem solving)**

उत्तर समस्या का समाधान (Problems solving)

परिभाषा (Definition)

वह प्रक्रिया जिसमें उन समस्याओं का हल किया जाता है, जो कि लक्ष्य प्राप्ति में बाधा उत्पन्न करती हैं, उसे समस्या का समाधान (Problem solving) कहते हैं।

—(Skinner)

समस्या के समाधान की विशेषताएँ (Characteristic of problems solving)

- समस्या का समाधान उद्देश्य पर आधारित होता है।
- यह व्यवहार निरंतर होता है।
- समस्या के समाधान के लिए व्यक्ति कई प्रकार की क्रियाएं, प्रयास एवं विकल्प ढूँढ़ता है।

- इस क्रिया का समापन लक्ष्य की प्राप्ति के बाद होता है।
- सभी व्यक्ति अपनी प्रतिक्रिया एवं समाधान के उपाय व्यक्त करते हैं।
- पहली बार समस्या के समाधान में अधिक समय लगता है परन्तु बाद में यह अवधि कम हो जाती है।
- इस समस्या के समाधान द्वारा प्रत्येक व्यक्ति समस्या का हल निकालता है।

समस्या–समाधान विधि (Problems Solving Method)

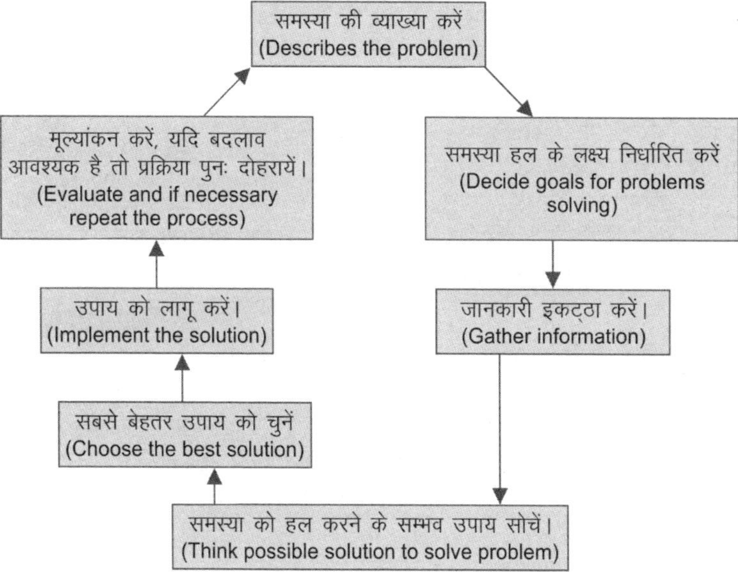

प्रश्न   संकल्प (Will)

उत्तर   संकल्प (Will)

परिभाषाः संकल्प व्यक्ति का वह कार्य है जो कि उसे दृढ़ता एवं वृद्धि के साथ बाधाओं एवं कठिनाईयों से लड़ने में सहायता प्रदान करता है।

संकल्प के विकास में सहायक कारक (Factor helpful in development of will)

- आयु (Age)
- दृढ़ संकल्प (Strong motivation)
- आदर्श (Ideal)
- अपने पसन्द की ताकत का अभ्यास करने का अवसर (Availability of opportunities for exercising the power of choice)
- अच्छा स्वास्थ्य (Good health)

- रूचि (Interest)
- समझ (Understanding)

संकल्प की प्रक्रिया (Process of will)

- विचार विमर्श (Deliberation)–व्यक्ति किसी विषय के बारे में दो या अधिक बार सोचता है तथा उनके फायदे एवं नुकसान भी सोचता है।
- हिचकिचाहट (Varillation)– जब व्यक्ति को सभी विकल्प समान रुप से दृढ़ एवं आकर्षक लगते हैं तो वह हिचकिचाहट की स्थिति में होता है।
- निर्णय (Decision)– ये आखिरी स्तर होता है, जहाँ हिचकिचाहट दृढ़ता में बदल जाती है।

प्रश्न चरित्र (Character)

उत्तर चरित्र (Character)

परिभाषाः चरित्र एक मानसिक एवं नैतिक यंत्र है जो शिक्षा एवं वातावरण द्वारा प्राप्त किया जाता है तथा यह व्यक्ति के आचरण एवं अन्य व्यक्तियों के साथ सम्बन्ध द्वारा उजागर होता है।

—Alexander Shand

चरित्र की विशेषताएँ (Characteristic of character)

- चरित्र वृद्धि का परिणाम होता है, यह जन्म से प्रस्तुत नहीं होता है।
- चरित्र के निर्माण में भावनात्मक प्रवृत्ति एवं मनोभाव प्रभावी कारक होते हैं।
- चरित्र बहुत ही अच्छा, बुरा या नैतिक पतन किसी भी प्रकार का हो सकता है।
- चरित्र के निर्माण के बाद यह व्यवहार एवं आचरण में सामंजस्य बनाए रखता है।
- इसके निर्माण में आदतों, संकल्प, ज्ञान, अनुकरण, सजा, एवं पुरस्कार आदि का महत्वपूर्ण योगदान होता है।

प्रश्न मानसिक योग्यता (Mental ability)

उत्तर मानसिक योग्यता (Mental ability)

- बुद्धि या कोई अन्य मानसिक क्रिया करने के लिए मानसिक योग्यता अति आवश्यक होती है।
- यह योग्यता दो प्रकार की होती है, सामान्य (Normal) या विशिष्ट (Special).
- मानसिक योग्यता के 7 मुख्य घटक होते हैं। यह हैं:–
  1. मौखिक योग्यता (Verbal ability)
  2. संख्यात्मक योग्यता (Numerical ability)
  3. स्मरण योग्यता (Memory ability)
  4. स्थान विषयक योग्यता (Spatial ability)

5. अवबोधक योग्यता (Perceptual ability)
6. वाक पटुका योग्यता (Verbal fluency ability)
7. तर्क योग्यता (Reasoning ability)

- एक व्यक्ति को तभी मानसिक रुप से योग्य माना जाता है जब वह सभी 7 घटकों की योग्यता रखता हो।

SOCIOLOGY: SHORT NOTES

प्रश्न रेड क्रॉस सोसाइटी के बारे में लिखिये। **(Write about Red Cross Society).**

उत्तर रेड क्रॉस सोसाइटी (Red cross society)

रेड क्रॉस एक अराजनैतिक (non-political) एवं non-official अंतर्राष्ट्रीय मानवीय संस्था है जिसका उद्देश्य है मानव जाति को शांति एवं युद्ध के दौरान सेवाएँ प्रदान करना।

संस्थापक (Founder)

इसकी स्थापना हेनरी डुनेंट (Henry Dunant) ने की थी। वर्ष 1864 में International Committee of the Red Cross (ICRC) की स्थापना की गई। वर्ष 1919 में League of Red Cross Society बनाई गई, जिसका मुख्यालय जिनेवा, स्विट्जरलैंड में है।

कार्य/भूमिका (Functions/Roles)

रेड क्रॉस सोसाइटी की स्थापना मुख्यतः युद्ध को दौरान पीड़ितों की सहायता के लिए की गई थी। लेकिन बाद में प्राकृतिक आपदाओं के दौरान भी लोगों को मदद पहुँचाने के लिए इस सोसाइटी ने कार्य किया। अब यह संस्था युद्ध एवं शांति, दोनों के दौरान, लोगों को हर सहायता पहुंचाने का कार्य करती है।

इसके अलावा इसके द्वारा दी जाने वाली सेवाएँ हैं–

* सेना बल को सेवाएँ प्रदान करना। (Providing services to armed forces)
* युद्ध में लड़े सैनिकों को सेवाएँ प्रदान करना। (Providing services to war veterans)
* आपदा में सेवाएँ प्रदान करना (Disaster services)
* प्राथमिक उपचार तथा परिचर्या (First aid and nursing)
* स्वास्थ्य शिक्षा (Health Education)
* मातृ एवं बाल कल्याण सेवाएँ (Maternal and child welfare services)

प्रश्न भारतीय नागरिकों के कार्य लिखिए। **(Write the rights of citizen of India).**

उत्तर भारतीय नागरिकों के कार्य या कर्तव्य (Duties of citizen of India).

प्रत्येक भारतीय नागरिक के निम्नलिखित कार्य होते है–

* देश की रक्षा और सम्मान करना।
* देश की संस्कृति एवं सौहार्दता को बनाए रखना।
* भारतीय संविधान का आदर एवं पालन करना, जिसमें राष्ट्रध्वज एवं राष्ट्रगान का सम्मान भी सम्मिलित है।
* देश में प्रभुता, एकता एवं अखंडता का निर्माण करना, उसका पालन करना एवं उसकी रक्षा करना।

- सभी लोगों को उनके धर्म, भाषा, प्रदेश या वर्ण के आधार पर न देखकर, एक समान देखना तथा उनमें समरसता उत्पन्न करना।
  - महिला विरोधी, निम्न एवं पिछड़े वर्ग विरोधी प्रथाओं का त्याग करना।
  - प्राकृतिक पर्यावरण एवं संपदा का संरक्षण करना।
  - देश के विकास के लिए वैज्ञानिक दृष्टिकोण एवं मानवतावाद अपनाना एवं देश को विकास की ओर अग्रसर करना।
  - व्यक्तिगत वृद्धि एवं विकास के साथ राष्ट्रीय वृद्धि एवं विकास में भी सहयोग करना।

प्रश्न प्राथमिक एवं माध्यमिक समूह में अन्तर स्पष्ट कीजिए।
(**Difference between primary and secondary group**).

उत्तर प्राथमिक एवं माध्यमिक समूह में अन्तर (Difference between primary and secondary group)

प्राथमिक समूह (Primary Group)	माध्यमिक समूह (Secondary Group)
• प्राथमिक समूह वह समूह होते हैं जिसमें आमने–सामने के घनिष्ठ सम्बन्ध एवं सहयोग की विशेषता होती है।	माध्यमिक समूह वह समूह होते हैं जिसमें आमने–सामने के घनिष्ठ सम्बन्धों में कमी होती है।
• इसका आकार छोटा होता है।	इसका आकार बड़ा होता है।
• इसमें पारस्परिक व्यक्तिगत सम्बन्ध होते हैं।	इसमें पारस्परिक व्यक्तिगत सम्बन्ध नहीं होते हैं।
• इसमें समूहों में स्थिरता पायी जाती है।	इसमें समूहों में अस्थिरता पायी जाती है।
• इसमें प्यार, लगाव एवं स्नेह की भावना होती है।	इसमें औपचारिकता की भावना अधिक पाई जाती है।
• इसमें व्यक्तिगत सम्बन्ध इच्छानुसार स्थापित किये जाते हैं।	इसमें सम्बन्ध किसी विशेष उदेश्य या कार्य की पूर्ति के लिए स्थापित किये जाते हैं।
• यह स्थानीय होते हैं।	यह फैले हुए होते हैं।
• इसमें सामूहिक एवं व्यक्तिगत नियंत्रण पाया जाता है।	इसमें सामूहिक एवं व्यक्तिगत नियंत्रण कम पाया जाता है।
• इसमें सम्बन्धों में निरन्तरता पायी जाती है।	इसमें सम्बन्धों में निरंन्तरता का अभाव पाया जाता है।
• उदाहरण— परिवार, पड़ोसी, गाँव	उदाहरण— नगर, राज्य

प्रश्न समाज की परिभाषा लिखिए। (**Define Society**).

उत्तर समाज की परिभाषा (Definition of Society)

"समाज उन लोगों का संग्रह होता है जो किसी विशेष सम्बन्ध से जुड़े होते हैं या किसी व्यवहार से जुड़े होते हैं, जो उन्हें दूसरों से अलग करता है, जिनका व्यवहार अलग है।"

—Morris Ginsberg

या

समाज एक अमूर्त धारणा है जो एक–दूसरे सदस्यों के बीच पाए जाने वाले पारस्परिक, संबंधों की जटिलता का बोध कराती है।

—Reuters

प्रश्न **समाज के लक्षण लिखो। (Write characteristics of society).**

उत्तर समाज के लक्षण (Characteristics of society)

- ये लोगों से निर्मित होता है– समाज लोगों से मिलकर बनता है। लोगों के बिना समाज, सामाजिक सम्बन्ध और सामाजिक जीवन संभव नहीं है।
- मिलनसार–लोगों की मिलनसार भावना के कारण ही समाज में सामाजिक समूह एवं समाज की स्थापना होती है एवं लोग इसमें रह सकते हैं।
- पारस्परिक सम्बन्ध एवं जागरुकता– समाज में लोगों के सम्बन्ध इसी कारण बनते हैं क्योंकि उन्हें एक–दूसरे के बारे में जागरुकता होती है।
- समाज में समानता– समानता का सिद्धान्त समाज के लिए आवश्यक है। समानता समाज के निर्माण में महत्वपूर्ण भूमिका निभाती है जैसे लोग समानता के आधार पर सामाजिक समूह का निर्माण करते हैं या उससे जुड़ते हैं।
- असमानता– समानता की तरह असमानता भी समाज का अभिन्न अंग है। प्रत्येक समूह को समानता बनाती है, लेकिन असमानता उसे बाँधती है, जैसे एक परिवार में भिन्न उम्र, लिंग, एवं कार्य के लोग साथ में रहते है।
- संघर्ष एवं सहयोग– समाज में लोगों को एक दूसरे से बाँधने का कार्य सहयोग द्वारा किया जाता है तथा जो कारण लोगों को एक दूसरे से अलग करते हैं उसे संघर्ष कहते हैं।
- संस्कृति– प्रत्येक समाज की अपनी सांस्कृतिक धरोहर होती है। सांस्कृतिक विविधताएं एक समाज को दूसरे समाज से अलग करती है।
- गतिशीलता– कोई समाज लम्बे समय तक स्थिर नहीं रहता है। धीरे–धीरे समाज में परिवर्तन होते रहते हैं।
- नियंत्रण– समाज को नियंत्रित करना महत्वपूर्ण होता है इसका नियंत्रण औपचारिक एवं अनौपचारिक विधि से किया जाता है।
- आत्मनिर्भरता– आत्मनिर्भरता समाज की उत्पत्ति एवं विकास का आधारभूत तत्व है।

प्रश्न **अन्य सामाजिक विज्ञान के साथ समाजशास्त्र के संबंध लिखो।**
(Write the relationship of Sociology with other social sciences)

उत्तर अन्य सामाजिक विज्ञान के साथ समाजशास्त्र के संबंध (Relationship of sociology with other social sciences).

- समाजशास्त्र एवं मनोविज्ञान (Sociology and psychology)
  - समाजशास्त्र समाज का अध्ययन है तथा मनोविज्ञान मानव व्यवहार का।
  - दोनों विज्ञान मनुष्य एवं समाज में मनुष्य के व्यवहार से संबंधित हैं।

- दोनों असली विज्ञान है एवं दोनों में ही वैज्ञानिक विधियों का प्रयोग किया जाता है।
- दोनों ही विज्ञान में भविष्यवाणी (Prediction) की क्षमता कम होती है।
- दोनों विज्ञान मे वस्तुनिष्ठता (Objectivity) बनाए रखना कठिन होता है।
- समाजशास्त्र एवं सामाजिक मनोविज्ञान (Sociology and social psychology)
  - सामाजिक मनोविज्ञान समाज में व्यक्ति के व्यवहार का अध्ययन करता है।
  - कई समाजशास्त्री इन दोनों विज्ञान को अलग नहीं मानते उनके अनुसार यह एक ही विज्ञान के विभिन्न भाग हैं।
- समाजशास्त्र एवं मानवशास्त्र (Sociology and anthropology)
  - मानवशास्त्र का अर्थ है मानव के अध्ययन का विज्ञान।
  - कई लोग समाजशास्त्र एवं मानवशास्त्र को जुड़वां बहनें कहते हैं क्योंकि अध्ययन के हिसाब से इन दोनों में घनिष्ठ संबंध होता है।
  - मानवशास्त्र एवं समाजशास्त्र में कुछ मुख्य अंतर होता है वह है–
    - मानवशास्त्र मानव की anatomical विशेषताओं से संबंधित है, जबकि समाजशास्त्र सामाजिक संबंध से।
    - समाजशास्त्र वर्तमान एवं भविष्य से संबंधित है जबकि मानवशास्त्र भूतकाल से।
- समाजशास्त्र एवं अर्थशास्त्र (Sociology and economic)
  - अर्थशास्त्र व्यक्ति की इच्छाओं को पूरा करने की क्रियाओं से संबंधित है, जिसके द्वारा वह धन या जीविका अर्जित करता है।
  - दोनों में संबंध इस बात से स्पष्ट होता है, कि जब व्यक्ति के आर्थिक संबंध पर असर पड़ता है तो उसके सामाजिक संबंध भी प्रभावित होते हैं तथा सामाजिक संबंध के प्रभाव का असर आर्थिक संबंधों पर पड़ता है।
  - दोनों विज्ञान अलग–अलग हैं लेकिन दोनों के बीच पारस्परिक संबंध है।
- समाजशास्त्र एव इतिहास (Sociology and history)
  - इतिहास एक ठोस (concrete) विज्ञान है जबकि समाजशास्त्र अमूर्त (abstract)।
  - इतिहास में पूर्वतः भूतकाल का अध्ययन किया जाता है, जबकि समाजशास्त्र में बीती बातों का अध्ययन तभी किया जाता है जब उसकी आवश्यकता या संबंध वर्तमान से हो।
- समाजशास्त्र एवं राजनैतिक शास्त्र (Sociology and political science)
  - यह भी आपस में संबंधित विज्ञान हैं।
  - ऐसा माना जाता है कि जब 30 वर्ष के अंतराल में कोई राजनैतिक बदलाव हुआ है तो उसका समाज पर सीधा प्रभाव पड़ा है तथा समाज में भी उल्लेखनीय बदलाव आए हैं।

- समाजशास्त्र एवं दर्शनशास्त्र (Sociology and philosophy)–
    - कुछ समाजशास्त्री एवं दर्शनशास्त्री मानते है कि समाजशास्त्र से पहले यह दर्शनशास्त्र का ही अंग था।

प्रश्न **सामाजिक समूह की परिभाषा लिखिए। समूह का मुख्य वर्गीकरण क्या है।**
Define social group. What are the major classification of group?

उत्तर सामाजिक समूह (Social group) की परिभाषा

सामाजिक समूह का तात्पर्य व्यक्तियों के ऐसे समूह से है, जो एक दूसरे के साथ सामाजिक संबंध स्थापित करते हैं।

—(MacIver and Page)

या

किसी समूह का निर्माण इस तथ्य पर आधारित किया जाता है, कि कोई न कोई विशेष स्वार्थ या हित उस समूह के सदस्यों को एक सूत्र में बाँधे रखता है।

—(Edward Sapire)

समूह का मुख्य वर्गीकरण (Major classification of group)

- सामाजिक संबंधों के आधार पर वर्गीकरण
    - प्राथमिक समूह (Primary group)
    - द्वितीयक समूह (Secondary group)
- स्थिरता के आधार पर वर्गीकरण
    - अंतः समूह (In group)
    - बाह्य समूह (Out group)
- सदस्यों की संख्या के आधार पर वर्गीकरण
    - छोटे समूह (Small group)
    - बड़े समूह (Large group)
- उद्देश्य अथवा हित के आधार पर वर्गीकरण
    - औपचारिक समूह (Formal group)
    - अनौपचारिक समूह (Informal group)
- प्रकार्यात्मक आधार पर वर्गीकरण
    - ऐच्छिक समूह (Voluntary group)
    - अनैच्छिक समूह (Involuntary group)

प्रश्न **समाज के प्रकार लिखिए। (Enlist the types of society).**
उत्तर समाज के निम्नलिखित प्रकार होते हैं–

- सरल एवं जटिल समाज (Simple and complex society)
- आधुनिक एवं प्राचीन समाज (Modern and ancient society)
- आदिम एवं सभ्य समाज (Primitive and civilized society)
- परम्परागत एवं मुक्त समाज (Traditional and open society)
- पूंजीवादी एवं समाजवादी समाज (Capitalistic and socialistic society)

प्रश्न परिवार की चार विशेषताएं लिखें।
(Write any 4 characteristics of family).

उत्तर परिवार की चार विशेषताएँ (Four characteristics of family)

परिवार की विशेषताएँ मुख्यतः दो तरह से विभाजित की जाती हैं–

1 *सामान्य विशेषताएँ (General characteristic)*	2 *विशिष्ट विशेषताएँ (Special characteristic)*
• सहयोगी संबंध (A mating relationship)	• सार्वभौमिकता (Universality)
• विवाह का एक प्रकार (A form of marriage)	• भावनात्मक आधार (Emotional basis)
• वंश नाम की एक पद्धति (A system of nomenclature)	• निर्माणशील प्रभाव (Formative influence)
• आर्थिक व्यवस्था (Economic provisions)	• सीमित आकार (Limited size)
• सामान्य निवास स्थान (Common habitation)	• सामाजिक ढाँचें में केन्द्रीय स्थिति (Nuclear position in social structure)
	• सदस्यों का उत्तरदायित्व (Responsibility of members)
	• सामाजिक नियंत्रण (Social regulation)
	• स्थायी या अस्थाई प्रकृति (Permanent and temporary nature)

- **सहयोगी सम्बन्धी (Mating relationship)**– बिना सहयोगी सम्बन्ध परिवार का निर्माण, विकास एवं वृद्धि नहीं हो सकती है। जब तक स्त्री पुरुष सम्बन्ध स्थापित नहीं करते एवं परिवार में वृद्धि नहीं करते एवं समाज द्वारा ऐसा करने की स्वीकृति नहीं पा लेते हैं, तब तक उन्हें परिवार की संज्ञा नहीं दी जाती है।

- **विवाह का एक प्रकार (A form of marriage)**– सहयोगी सम्बन्धों पर नियंत्रण रखने तथा परिवार की स्थापना करने के लिए विवाह का होना आवश्यक है। एक परिवार को शुरु करने के लिए महिला एवं पुरुष का विवाह होना आवश्यक है।

- **सार्वभौमिकता (Universality)**– परिवार व्यक्ति को जन्मोपरान्त प्राकृतिक रुप से प्राप्त होता है। पैदा होते ही वह परिवार का सदस्य बन जाता है। इसी कारण परिवार को हर समाज में सार्वभौमिक माना गया है।

- **भावनात्मक आधार (Emotional basis)**– परिवार कई भावनात्मक आधार पर टिका होता है, जैसे प्रेम, परवरिश, स्नेह, शारीरिक एवं मानसिक सुरक्षा का भाव। इसके द्वारा ही परिवार संगठित रुप से क्रियाशील (Functional) रहता है।

प्रश्न समाजशास्त्र की शाखाओं का सूची लिखें।
(List down the branch of Sociology)

उत्तर समाजशास्त्र की शाखाएँ (Branches of sociology)

- शिल्प विज्ञानी समाजशास्त्र (Applied sociology).
- व्यावहारिक समाजशास्त्र (Behavioral sociology).
- सांस्कृतिक समाजशास्त्र (Cultural sociology).
- शैक्षणिक समाजशास्त्र (Educational sociology).
- पर्यावरण समाजशास्त्र (Environmental sociology).
- ऐतिहासिक समाजशास्त्र (Historical sociology).
- चिकित्सकीय समाजशास्त्र (Medical sociology).
- सैनिक समाजशास्त्र (Military sociology).
- नीति समाजशास्त्र (Policy sociology).
- ग्रामीण समाजशास्त्र (Rural sociology).
- कृषि समाजशास्त्र (Sociology of agriculture).
- द्वन्द का समाजशास्त्र (Sociology of conflict).
- शहरी समाजशास्त्र (Urban sociology).
- संरचनात्मक समाजशास्त्र (Structural sociology).
- समीक्षात्मक समाजशास्त्र (Analytical sociology).
- आर्थिक समाजशास्त्र (Economic sociology).
- औद्योगिक समाजशास्त्र (Industrial sociology).

प्रश्न वेश्यावृत्ति **(Prostitution)**

उत्तर वेश्यावृत्ति का अर्थ है, सामान्य या असामान्य यौन व्यवहार में लिप्त होना, जिसका प्रतिफल पैसा, मुद्रा अथवा अन्य किसी रूप में प्राप्त हो।

वेश्यावृत्ति के कारण (Causes of prostitution)

- बाल विवाह
- विधवा विवाह का अभाव
- गरीबी
- बेरोज़गारी
- दहेज / विवाहित महिला का उत्पीड़न
- असफल वैवाहिक जीवन
- मानव तस्करी
- धार्मिक कारण (देवदासी)
- परिवार विघटन
- गरीब परिवार में अधिक लड़कियाँ
- नैतिक मूल्यों का पतन
- अवैध संतान

वेश्यावृत्ति पर नियंत्रण के सुधारात्मक उपाय (Remedical measures to control prostitution)

- महिलाओं की स्थिति में सुधार
  - महिला शिक्षा।
  - महिला रोजगार।
  - कुप्रथाओं पर रोक।
  - विधवा पुर्नविवाह का प्रोत्साहन।
- स्कूल एवं विश्वविद्यालय में यौन शिक्षा पर महत्व देना।
- वेश्याओं का पुनर्वास करना।
- वेश्याओं के लिए उपयुक्त चिकित्सकीय सुविधाएं उपलब्ध कराना।
- अश्लील साहित्य, Website, TV कार्यक्रमों को प्रतिबंधित करना।
- कानूनी प्रतिबंधों का सहारा लेना।
- वेश्यावृत्ति एवं मानव तस्करी संबंधित कड़े कानून बनाना तथा उनको लागू करना।

प्रश्न ग्रामीण समाज में खराब स्वास्थ्य के क्या कारण हैं? (**What are the causes of ill health in rural Society**)

उत्तर ग्रामीण समाज में खराब स्वास्थ्य के निम्नलिखित कारण है–

- **शिक्षा की कमी (Lack of education)**
  गांवों में असाक्षरता की दर अधिक होती है। शिक्षा के अभाव में लोग स्वास्थ्य एवं स्वास्थ्य संबंधित विषयों के बारे में कम ज्ञान रखते हैं जिससे उचित स्वास्थ्य देखभाल नहीं हो पाती है।

- **अस्वास्थ्यकर वातावरण (Unhealthy environment)**
  गाँव का वातावरण साफ सुथरा नहीं होता है। वहाँ के वातावरण में निम्नलिखित कमियाँ होती हैं–
  - खुले में शौच करना (Open air defecation)
  - सुरक्षित जल आपूर्ति का अभाव (Lack of safe water supply).
  - सीवर की उचित प्रणाली का न होना (Absence of adequate sewage system)

- **आवास उचित न होना (Lack of proper housing)**
  गांवों के घरों में रोशनी, संवातन, बाथरूम, रसोई आदि की सुरक्षित व्यवस्था नहीं होती है। अतः आवास की अनुपयुक्तता भी खराब स्वास्थ्य को बढ़ावा देती है।

- **चिकित्सकीय सुविधाओ का अभाव (Lack of medical facility)**
  भारत में चिकित्सकीय सुविधाओं के वितरण में असमानता के कारण गांवों तक उचित एवं उपयुक्त स्वास्थ्य सेवाएँ नहीं पहुँच पाती हैं। इसी कारण रोगों से सुरक्षा एवं उनका उपयुक्त उपचार न हो पाने के कारण भी ग्रामीण स्वास्थ्य स्तर प्रभावित होता है।

- **अस्वस्थ्य आदतें (Unhealthy habits)**

  गांवों में लोगों के पास अधिक समय होता है। इस समय का उपयोग लोग शराब पी कर, जुआ खेलकर, धूम्रपान कर व्यतीत करते हैं, जो पुनः स्वास्थ्य पर बुरा प्रभाव डालता है।

- **आवश्यक पोषण की कमी (Lack of nutritional requirement)**

  गांवों के लोग संतुलित एवं समुचित भोजन के बारे में अधिक नहीं जानते। इसकी कमी के कारण लोगों की रोग से प्रतिरोधक क्षमता कम हो जाती है तथा लोग जल्दी ही रोग से ग्रस्त होने की प्रवृत्ति रखते हैं।

- **विश्वास एवं अंधविश्वास (Belief and misconception)**

  ग्रामीण क्षेत्र में कई प्रकार की धार्मिक, सामाजिक एवं सांस्कृतिक प्रथाएँ एवं मान्यताएँ होती हैं जो स्वास्थ्य पर कुप्रभाव डालती हैं जैसे

  - पर्दा प्रथा
  - बाल विवाह
  - अलग जाति वर्ग के अलग जल स्त्रोत
  - घरेलू गर्भपात विधि
  - गर्भनिरोधक विधियों का धार्मिक, बहिष्कार आदि भी ग्रामीण समुदाय के स्वास्थ्य को प्रभावित करता है।

- **स्वास्थ्य शिक्षा (Health education)**

  मूल शिक्षा के अलावा स्वास्थ्य शिक्षा के अभाव के कारण भी स्वास्थ्य खराब होने की दर बढ़ जाती है। लोग अनभिज्ञता के कारण सही समय पर सही उपचार नहीं लेते जिसके कारण स्वास्थ्य स्तर में गिरावट आती है।

प्रश्न ग्रामीण क्षेत्रों में स्वास्थ्य स्तर को सुधारने के उपाय। **(Measures to improve health status in rural community).**

उत्तर सबसे पहले तो स्वास्थ्य को प्रभावित करने वाले कारणों का समाधान करना चाहिए। निम्नलिखित उपायों द्वारा ग्रामीण समुदाय में स्वास्थ्य स्तर को सुधारा जा सकता है–

- ग्रामीण समुदाय में लोगों की साक्षरता दर को बढ़ाना।
- महिला एवं बाल शिक्षा पर विशेष ध्यान देना।
- पीने के स्वच्छ पानी का प्रावधान करना।
- गाँवों में गंदे पानी के निकास एवं सीवर का प्रबंधन करना।
- आवासीय परिसर में सुधार लाना।
- गर्भनिरोधक अपनाकर, परिवार नियोजन करना।
- प्रत्येक वर्ग के लोगों तक स्वास्थ्य शिक्षा का प्रचार करना।
- ग्रामीण स्तर पर स्वास्थ्य सेवाएँ उपलब्ध कराना।
- उपकेन्द्र, प्राथमिक स्वास्थ्य केन्द्र तथा सामुदायिक स्वास्थ्य केन्द्र को ग्रामीण स्वास्थ्य कार्यक्रम में प्रभावी संचालन योग्य बनाना।

- ग्राम पंचायत या स्थानीय प्रशासनिक इकाईयों से ग्रामीण स्वास्थ्य सुविधाओं के लिये सहयोग एवं समन्वय प्राप्त करना।
- स्कूल स्वास्थ्य सेवाओं का उचित संचालन करना एवं उन्हें सुदृढ़ बनाना।
- आशा एवं ग्रामीण स्वास्थ्य गाइड की उपलब्धता को सुनिश्चित करना।

SOCIAL PROBLEMS IN INDIA

प्रश्न अविवाहित माताएँ (**Unmarried mothers**)

उत्तर

- यदि शादी के पूर्व ही स्त्री माँ बन जाए तो उसे अविवाहित माता कहते हैं।
- भारतीय समाज मे इसे एक कलंक के रूप में देखते हैं तथा इसे निम्न दृष्टि से देखा जाता है।

कारण (**Causes**)

- पाश्चात्य संस्कृति का प्रभाव (Effects of Westernization).
- लिव–इन रिलेशन का चलन (Trend of Live-in-relationship)
- प्यार में धोखा (Ditched in love)
- यौन स्वच्छंदता (Sexual freedom)
- असुरक्षित अविवाहित महिलाएँ (Unsafe unmarried women)
- रेप के कारण (Due to rapes).
- अविवाहित रहते हुए मातृत्व की चाह रखना (Desire of becoming mother in unmarried status).

अविवाहित माताओं पर बुरा प्रभाव (**Ill-effects of being unmarried mother**)

- सामाजिक बहिष्कार (Social condemnation)
- असुरक्षा (Insecurity).
- मानसिक कष्ट (Mental disintegration).
- परिवार द्वारा त्यागना (Disposal by family).

अविवाहित माताओं का समाधान (**Remedies**)

- गर्भपात (Abortion)
- उच्च नैतिक स्तर (High moral values)
- शादी से पहले संबंध नहीं बनाना (No sexual relationship until marriage).
- अपनी सुरक्षा का ध्यान रखना (Self safety)

प्रश्न मादक पदार्थों का दुरूपयोग (**Drug abuse**)

उत्तर

- जब व्यक्ति को ऐसे पदार्थ के दुरूपयोग या व्यसन लग जाए एवं यह रोगी की शारीरिक एवं मानसिक क्रियाओं को प्रभावित करने लगे, उसे मादक पदार्थों का दुरूपयोग कहते हैं।

- इन पदार्थों का उपयोग व्यक्ति इसलिए करता है क्योंकि उसे इनके प्रभाव में खुशी, आराम एवं तनाव से मुक्ति का अहसास होता है तथा धीरे–धीरे व्यक्ति इन्हीं भावनाओं को पाने के लिए, इन पदार्थों का निरंतर उपयोग शुरू कर देता है।
- यह उपयोग इस सीमा तक बढ जाता है, कि व्यक्ति को अपने शरीर को संचालित करने के लिए इन मादक पदार्थों का उपयोग करना अनिवार्य हो जाता है। यदि व्यक्ति ऐसा नहीं करता तो उसे अपने शरीर को संचालित करने में बाधा होती है।

मादक पदार्थों के दुरूपयोग के कारण (Causes of Drug abuse)

- दोस्तों का दबाव।
- रोमांच एवं प्रसन्नता के लिए उपयोग।
- पारिवारिक असर।
- टूटते परिवार।
- अभिभावक द्वारा उपेक्षा।
- तनाव मुक्ति के उपाय के लिए प्रयोग।
- मादक पदार्थों की आसानी से उपलब्धता ।
- उत्सुकता की संतुष्टि के लिए प्रयोग।
- अस्वस्थ पारिवारिक या सामाजिक वातावरण।
- शहरीकरण / औद्योगीकरण।
- असंतोष एवं कुंठा।
- अपने आप को स्वतंत्र एवं उन्मुक्त समझना।

प्रयोग किए जाने वाले मादक पदार्थ

- उत्तेजक मादक पदार्थ (Stimulants)— जैसे कोकीन, कैफीन।
- अवसादक मादक पदार्थ (Depressants)— जैसे बारबिच्यूरेट्स (Barbi-turates).
- निश्चेतक मादक पदार्थ (Narcotic)— Morphine, Heroine
- भ्रांतिजनक मादक पदार्थ (Hallucinogens)— LSD

मादक पदार्थ addicts के लक्षण

- मादक पदार्थों की प्रबल इच्छा (Craving for drugs).
- शारीरिक लक्षण–
  - कंपन।
  - नींद नहीं आना।
  - भूख नहीं लगना।
  - शक्ति क्षीण होना।

- मानसिक लक्षण।
  - चिड़चिड़ापन।
  - अनैतिक आचरण।
  - आत्महत्या की प्रवृत्ति।
- सामाजिक लक्षण।
  - किसी भी कार्य से मन हटना।
  - अनुत्तरदायी व्यवहार।
  - आपराधिक प्रवृत्ति।
  - घर, स्कूल, उद्योग से अनुपस्थित रहना।

Drug addiction की रोकथाम के उपाय (Renedial measurs to control drug addiction)

- मादक पदार्थ की तस्करी पर प्रतिबंध लगाना।
- मादक पदार्थ के लेन—देन एवं खरीद पर नियंत्रण करना।
- मादक पदार्थ के खिलाफ व्यापक जन शिक्षा अभियान चलाना।
- मादक पदार्थ के नियंत्रण के खिलाफ कठोर कानून बनाना।
- Drug addict को उचित उपचार देना।
- Drug deaddiction केन्द्र की स्थापना करना एवं उनका प्रभावी संचालन करना।
- लोगों को मादक पदार्थ एवं उसके दुष्प्रभाव के बारे में शिक्षित करना।

प्रश्न विकलांग नागरिक (Handicapped citizen)

उत्तर

जब व्यक्ति में कोई शारीरिक असमर्थता होती है या उसका कोई शारीरिक भाग नहीं होता, जो उसे कार्य में असक्षम बनाता है, उसे विकलांग कहते हैं।

विकलांग नागरिक की परेशानियाँ (Problems faced by handicapped citizen)

- दूसरों पर शारीरिक निर्भरता।
- सभी द्वारा उन्हें निम्न स्तर पर देखना तथा सामाजिक रूप से तिरस्कार का सामना करना।
- बेरोजगारी या आर्थिक निर्भरता।

विकलांगता के प्रकार (Types of handicapped)

- मंदबुद्धि (Mentally retarded)
- दृष्टिहीन (Blind)
- मूक—बधिर (Deaf and dumb)
- भावनात्मक एवं सामाजिक अपंग (Emotional and social handicapped).
- अंगभंग (Amputee)

विकलांग नागरिकों की सहायता के उपाय (Remedial measures for handicapped citizens)

- दृष्टिहीन नागरिकों हेतु सेवाएँ–
  - विशेष शिक्षा की व्यवस्था (ब्रेल लिपि शिक्षा)
  - दृष्टिहीन व्यक्तियों को उनकी योग्यता एवं सक्षमता के अनुसार रोजगार के अवसर उपलब्ध कराना।
- मूक–बधिर हेतु सेवाएँ–
  - विशेष स्कूलों की स्थापना।
  - विशेष सुनने के यंत्रों का उपयोग सिखाना।
  - लोगों को इस बारे में अधिक जागरूक बनाना।
- भावनात्मक एवं सामाजिक विकलांगता के उपाय–
  - विकलांगता का कारण पता करना।
  - मानसिक सहारा (psychological support) प्रदान करना।
  - पारिवारिक स्थिति को सुदृढ़ करना तथा परिवार का सहयोग प्राप्त करना।
- मंदबुद्धि विकलांगता के उपाय–
  - विशेष शिक्षण एवं प्रशिक्षण का प्रबंध करना।
  - माता–पिता की काउंसिलिंग करना।
  - मनोरोग चिकित्सक (Psychiatrist) की सहायता लेना।

प्रश्न गरीबी (Poverty)
उत्तर

जब व्यक्ति अपने दिन प्रतिदिन की आवश्यकताओं को अधिक कठिनाई से पूरा करता है और अपने आश्रितों की इच्छा पूरी करने तथा उन्हें मानसिक, शारीरिक एवं भौतिक सुरक्षा प्रदान करने में असक्षम होता है, तो उसे गरीबी (poverty) कहते हैं।

गरीबी के कारण (Causes of poverty)

- बढ़ती महँगाई (Inflation).
- अपव्यय (Extravagancy)
- दोषपूर्ण शिक्षा प्रणाली (Defective education system).
- विवाह संबंधी कुरीतियाँ।
- जनसंख्या विस्फोट।
- अशिक्षा एवं आलस्य।
- व्यक्तिगत कारण
  - विकलांगता
  - दुर्घटना
  - दीर्घकालिक रोग जैसे कैंसर

- नैतिकता का पतन होना।
- व्यापार में भारी घाटा।
- परिवार नियोजन का अभाव एवं एक परिवार में अधिक संतानें।
- प्राकृतिक या मानव निर्मित आपदा (जैसे भूकंप या दंगे)।
- कृषि के लिए प्राकृतिक, प्रशासनिक एवं आर्थिक सुविधाओं का अभाव।
- राष्ट्र की हानिकारक आर्थिक नीति।

गरीबी दूर करने के उपाय (Remedical measures to control poverty)

- सर्वशिक्षा अभियान–
    - इसके द्वारा लोगों को तकनीकी प्रशिक्षण देकर कार्य के योग्य बनाया जा सकता है।
    - लोगों को छोटे परिवार का महत्व समझाया जा सकता है।
    - शारीरिक एवं मानसिक विकार जो आर्थिक विकास में बाधा डालते हैं उन्हें दूर किया जा सकता है।
- लघु एवं कुटीर उद्योगों का विकास–
    - ऐसा करने से रोजगार के अवसर पैदा होंगे तथा लोग आत्मनिर्भर बन अपनी जीविका अर्जित करने में सक्षम रहेंगे।
    - युवा रोजगार के अवसर पैदा करना तथा शहरों एवं गाँवों में उपस्थित गरीबी का उन्मूलन करना।
    - परिवार नियोजन पर अधिक बल देना।
    - श्रमिक भत्ते में बढ़ोत्तरी करना।
    - नैतिक मूल्यों को स्थापित करना।
    - सरकार द्वारा अधिक उद्योगों की स्थापना करना ताकि लोगों को रोजगार के अवसर मिल सकें।
    - गरीब परिवारों के लिए विशेषाधिकार (special priviledge) का प्रावधान।
    - सरकार द्वारा ऐसे परिवारों की जिम्मेदारी उठाना।
    - भारत जैसे कृषि प्रधान देश में कृषि को उन्नत बनाना।

प्रश्न सामाजिक परिवर्तन एवं सामाजिक परिवर्तन के कारण।
(Social change and causes of social change)

उत्तर परिभाषा (Definition)

"सामाजिक संबंधों में बदलाव को सामाजिक परिवर्तन कहते हैं।"

—MacIver

"सामाजिक प्रक्रिया, पैटर्न या प्रकार में किसी भी बदलाव या विभिन्नता को सामाजिक परिवर्तन कहते हैं।"

—Dictionary of Sociology

सामाजिक परिवर्तनों की विशेषताएँ (Characteristic of social change)

- सामाजिक परिवर्तन एक आवश्यक परिवर्तन है जो कि प्रकृति का नियम है।
- यह एक सार्वभौमिक क्रिया है जो विश्व के सभी वर्ग, समूह एवं समुदाय में होती है।
- यह परिवर्तन अचानक नहीं होता है बल्कि धीरे–धीरे समय के साथ होता है।
- यह समान नहीं होता है मतलब जरुरी नहीं है पूरे विश्व में यह एक साथ एक ही समय पर परिवर्तन हो। यह प्रत्येक वर्ग या समुदाय में अलग–अलग समय पर होता है।
- इस परिवर्तन का पहले से अनुमान नहीं लगाया जा सकता है, क्योंकि इसका कोई निर्धारित समय या पथ नहीं होता है।
- समाज में लोग परिवर्तित नहीं होते हैं, परिस्थितियाँ या जीवन शैली में बदलाव आता है। जैसे Cyber–युग, टेलीफोन से मोबाइल आदि।
- यह बदलाव कई कारणों के द्वारा होते हैं, जो आपस में एक दूसरे से सम्बन्धित होते हैं।
- यदि समाज में बदलाव आता है तो यह पूरे समुदाय को प्रभावित एवं परिवर्तित करता है।

सामाजिक परिवर्तन के कारक (Factors of social change)

- **जैविक कारक (Biological factor)**
  - परिवार–उसका आकार एवं व्यवहार
  - विवाह–किसी भी प्रकार का (in - caste, inter caste)
  - सामाजिक मिलावट– जो पलायन एवं विवाह के कारण होती है।
  - यौन सम्बन्ध
- सामाजिक एवं सांस्कृतिक कारक (Social and cultural factors)
  - पीढ़ी में फासला
  - सांस्कृतिक मान्यताओं में फासला एवं बदलाव
  - रीति–रिवाज एवं वैज्ञानिक विचारों में तकरार
  - बदलते सामाजिक एवं सांस्कृतिक आधार
  - सामाजिक मूल्य की कमी
- भौगोलिक कारक (Geographical factors)
  - पलायन या शहरीकरण
  - प्राकृतिक आपदा जैसे सूनामी
  - मानव निर्मित आपदा जैसे आतंकवाद, दंगा
- तकनीकी कारक (Technological factors)
  - तकनीकी में प्रतिदिन नई उन्नति
  - आर्थिक परिवर्तन
  - सामाजिक मूल्यों पर हावी तकनीकी
  - आर्थिक एवं सामाजिक संस्थान

प्रश्न   समाज और समुदाय में अन्तर लिखिए।

(Difference between the society and community).

उत्तर

समाज *(Society)*	समुदाय *(Community)*
• समाज एक अमूर्त धारणा है जो एक दूसरे सदस्यों के बीच पाये जाने वाले पारस्परिक सम्बन्धों की जटिलता का बोध कराती है। —Reuters	• एक सीमित क्षेत्र में सामाजिक जीवन के सम्पूर्ण संगठन को समुदाय कहते हैं। —Ogburn and Nimkoff
• समाज विस्तृत फैला है (abstract)	• समुदाय ठोस है (concrete)
• समाज में औपचारिक एवं अनौपचारिक नियंत्रण पाया जाता है।	• समुदाय में अनौपचारिक नियंत्रण पाया जाता है।
• समाज कई समुदाय से मिलकर बनता है	• समुदाय समाज का एक भाग होता है।
• समाज की कोई भौगोलिक सीमा नहीं होती है	• समुदाय में अधिकतर भौगोलिक सीमाएँ निर्धारित होती हैं।
• समाज पर परस्पर सहयोग एवं सौहार्द की भावना का होना या न होना निश्चित नहीं होता है।	• प्रत्येक समुदाय में आपसी सहयोग एवं सौहार्द की भावना प्रस्तुत होती है।
• समाज एक या अलग प्रकार के लोगों से बनता है।	• समुदाय में अधिकतर लोग अधिक समानता रखते हैं।
• उदाहरण– शहरी समाज, ग्रामीण समाज	• उदाहरण– जाति के अनुसार समुदाय या भाषा के अनुसार समुदाय।

PSYCHOLOGY: (LONG ANSWER)

प्रश्न बुद्धि की परिभाषा लिखिए तथा IQ के बारे में लिखिये। (Define intelligence and write about IQ)

उत्तर बुद्धि की परिभाषा

किसी विशेष संस्कृति में सफलता पाने के लिए जरूरी जानकारी एवं कौशल की क्षमता को बुद्धि कहते हैं। —Lo Lurto

Intelligence Quotient की परिभाषा

IQ वह quotient होता है, जिसमें व्यक्ति की बुद्धि को मापा जाता है। बुद्धि लब्धि (IQ), मानसिक आयु (Mental age) तथा वास्तविक आयु (Chronological age) का एक अनुपात है।

बुद्धि मापने के लिए सर्वप्रथम बुद्धि परीक्षण, ऐल्फ्रेड बिनेट (Alfred Binet) तथा थियोडोर साइमन (Theodore simon) ने वर्ष 1905 में विकसित किया। वर्ष 1916 में लुईस टरमन (Lewis Terman) ने Binet-Simon परीक्षण संशोधन किया। इस संशोधन ने इस टेस्ट को और लोकप्रिय बना दिया तथा बुद्धि मापने के लिए इसका प्रयोग होने लगा।

IQ का फॉर्मूला

$$\text{Intelligence quotient} = \frac{\text{मानसिक आयु (Mental age)}}{\text{वास्तविक आयु (Chronological age)}} \times 100$$

प्रश्न इब्राहिम मेसला की जरूरतों की पदानुक्रम की सूची एवं चित्र बनाएँ। (Draw a diagram and list down the Abraham Maslow's hierarchy of needs)

उत्तर इब्राहिम मेसला की जरूरतों की पदानुक्रम सूची

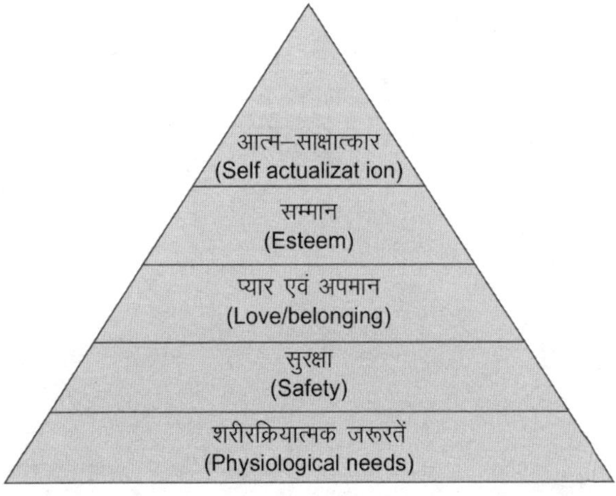

- **शरीर क्रियात्मक जरूरतें (Physiological needs):** यह व्यक्ति द्वारा जीवित रहने के लिए आवश्यक भौतिक जरूरतें हैं। यदि यह जरूरतें पूरी नहीं होती हैं, तो व्यक्ति का जीवन खतरे में पड़ सकता है। यह सबसे पहले पूरी करने वाली जरूरतें हैं, तभी व्यक्ति अगली सीढ़ी पर पहुँच पाता है।

- **सुरक्षा की जरूरत (Safty needs):** शरीर क्रियात्मक या भौतिक जरूरतें पूरी होने के बाद व्यक्ति की जरूरतों का अगला स्तर होता है, सुरक्षा। यह सुरक्षा व्यक्तिगत, पारिवारिक, सामाजिक तथा आर्थिक सुरक्षा होती हैं।

- **प्यार एवं अपनापन (love and belonging):** पहली दोनों आवश्यकताएँ पूरी होने पर व्यक्ति की तीसरी जरूरत है, प्यार एवं अपनेपन की चाहत। व्यक्ति चाहता है कि उसे समाज में या समूह में प्यार एवं अपनापन मिले। यह प्यार एवं अपनापन उसे दोस्ती, परिवार एवं रिश्तेदारी में मिलता है।

- **सम्मान (Esteem):** सभी व्यक्तियों को लगता है कि उन्हें सम्मान मिलना चाहिए। यह सम्मान उसे तब प्राप्त होता है, जब वह दूसरे द्वारा अपनाया जाता है तथा दूसरे उसका मूल्य करते है। पहचान एवं सम्मान प्राप्त करने के लिए व्यक्ति व्यावसायिक या अन्य कार्य करता है, जो समाज में उसका मूल्य बढ़ाता है तथा उसे सम्मान पाने के योग्य बनाता है।

- **आत्म–साक्षात्कार (Self-actualization):** यह इस पदानुक्रम का सबसे सर्वोच्च स्तर है। इस स्तर पर व्यक्ति अपने अंदर उपस्थित सामर्थ्य को पहचानता है तथा उस सामर्थ्य तक अपने आप को पहुंचाने की कोशिश करता है। मॉसलो के अनुसार यह वह स्तर है, जिसमें व्यक्ति वह सब प्राप्त कर लेता है जिसकी वह इच्छा रखता है।

प्रश्न   सीखने की थ्योरी के बारे में विस्तार से लिखिए।
Explain in details about theories of learning.

उत्तर   सीखने की थ्योरी (Theories of learning)

सीखने की मुख्यतः पाँच थ्योरी होती है–

1. प्रयत्न और मूल से सीखने की विधि (Trial and error method)–Edward Lee Thorndike.
   [विस्तार के लिए प्रश्न पत्र 2013 की प्रश्न संख्या 4.1 देंखे।]

2. कंडीशनिंग द्वारा सीखना (Learning by conditioning)–Ivan Pavlov.
   [विस्तार के लिए प्रश्न पत्र 2010 की प्रश्न संख्या 5.4 देंखे।]

3. Operant conditioning theory—BF Skinner.
   [विस्तार के लिए प्रश्न पत्र 2010 की प्रश्न संख्या 5.4 देंखे।]

4. कुशाग्रता से सीखने की थ्योरी (Theory of insightful learning)– Max Wertheimer (Gestalt Psychology)

   – Gestalt का अर्थ है ढाँचा (form) या आकार (shape).

   – Gestalt सीखने के अनुसार पूर्ण जो है वो भाग से ज्यादा है मतलब कोई भी विषय या वस्तु उसके संघटक (constituents) से नहीं बल्कि पूर्णता से ही समझी जा सकती है।

   – जब भी व्यक्ति कुछ सीखता है, तो वह पूरी परिस्थिती को एक पूर्ण इकाई की तरह देखता है। उस परिस्थिती में व्यक्ति विभिन्न संबंधों का अध्ययन एवं मूल्याँकन कर, अपनी बुद्धि के प्रयोग से उचित निर्णय लेता है, ना कि किसी विशेष उद्दीपक (stimulus) के प्रति प्रतिक्रिया करता है। उदाहरण– इस थ्योरी को प्रमाणित करने के लिए उन्होंने एक Chimpanzee को पिंजरे में बंद कर दिया एवं उसकी छत से केला टाँग दिया। उस पिंजरे में एक बक्सा भी रखा।

   – पहले chimpanzee केले तक पहुँचने के लिए कूदने लगा लेकिन असफल रहा।

   – अचानक उसे विचार आया और उसने उस बक्से को केले की नीचे रखा तथा उस पर चढ़कर कूदा तथा केले तक पहुँच गया। इस उदाहरण से उन्होंने यह निष्कर्ष निकाला कि–

     ○ पिछले अनुभव (past experiences) व्यक्ति को कुशाग्रता प्रदान करते हैं।

     ○ कुशाग्रतापूर्ण समाधान व्यक्ति की मूल बुद्धिमत्ता (Basic intel-ligence) पर निर्भर करता है।

     ○ सीखने की स्थिति व्यक्ति की कुशाग्रता को प्रभावित करती है।

     ○ शुरूआती प्रयास, प्रयत्न एवं भूल (trial and error) से प्रारंभ होते हैं, लेकिन यह अवस्था अधिक समय तक नहीं रहती।

     ○ बार–बार कार्य को करना उसका साधारणीकरण (Generalisa-tion) करता है।

     ○ एक बार निष्कर्ष पर पहुँच कर व्यक्ति हर बार उस तरह की समान परिस्थिति में उस व्यवहार या समाधान का उपयोग करेगा।

प्रश्न बुद्धि की परिभाषा, प्रकार एवं उसे प्रभावित करने वाले कारक लिखें।
(Write down the definition, type and factors affecting intelligence).

उत्तर बुद्धि (Intelligence)

परिभाषा (Definition)

"किसी विशेष सांस्कृति में सफलता पाने के लिए जरूरी जानकारी एवं कौशल की क्षमता को बुद्धि कहते हैं।"

—Lo Lurto

या

"बुद्धि का वर्णन किसी समय तीव्रता से सीखने या सीखे हुए को याद रखने की क्षमता के रूप में किया जाता है।"

—Harbour & Frued

बुद्धि के प्रकार (Types of Intelligence)

- ठोस बुद्धि (Concrete Intelligence)
  - इस बुद्धि का संबंध ठोस सामग्री से होता है।
  - इस बुद्धि का प्रयोग तब किया जाता है, जब व्यक्ति किसी ठोस वस्तु या मशीन के संपर्क में आता है। उदाहरण– इंजीनियर, टेलर आदि
- सामाजिक बुद्धि (Social intelligence)
  - यह व्यक्ति की वह बुद्धि होती है, जो उसे प्रतिदिन की सामाजिक परिस्थितियों में प्रतिक्रिया व्यक्त करने की क्षमता प्रदान करती है।
  - इसमें लोगों को समझने तथा समझदारी से काम कर मानव संबंधों को बनाने की क्षमता होती है।
- विस्तृत बुद्धि (Abstract intelligence)
  - यह संख्या एवं शब्दों को समझने की क्षमता है।
  - यह बुद्धि किताबें के पढ़ने से अर्जित की जाती है।
  - उदाहरण– डॉक्टर, इंजीनियर।

बुद्धि को प्रभावित करने वाले कारक (Factors affecting intelligence)

- वंशानुगत (Heredity)
- गर्भावस्था में आहार (Diet in prenatal period)
- गर्भावस्था के संक्रमण (Infection in pregnancy)
- सामाजिक एवं आर्थिक स्थिति (Socio-economic status)
- बचपन के खेल (Play of childhood)
- बच्चे के अभिभावक द्वारा उसे देखभाल एवं स्नेह देना (Parental care and love and affection)
- स्कूली शिक्षा का प्रकार (Type of schooling)
- अभिभावक का शिक्षा स्तर (Educational level of parents)
- पोषण एवं कुपोषण (Nutrition and malnutrition)
- घर, पड़ोस एवं आस–पास का वातावरण (Environment of home, neighborhood and surrounding)
- शारीरिक एवं सामाजिक वातावरण (Physical and social surrounding)
- व्यक्तित्व (Personality)

- इसके अलावा अन्य कारक जो बुद्धि के विकास को प्रभावित करते हैं, वह हैं–
  - प्रजाति (Race)
  - जन्म क्रम (Birth order)
  - परिवार का आकार (Size of the family)
  - बालक का समय से पूर्व जन्म (Premature child birth)
  - सामान्य स्वास्थ्य (General health)

प्रश्न   बुद्धि मापने के टेस्ट का उपयोग लिखें।
(**Write the test for measurement of intelligence uses**).

उत्तर   बुद्धि टेस्ट के उपयोग (Uses of intelligence test)

- यह इस बात का अंदाजा लगाने के लिए प्रयोग किया जाता है की व्यक्ति पढ़ने में कितनी प्रगति करेगा।
- इस टेस्ट के अध्ययन से व्यक्तिगत विभिन्नताओं (individual differences) का पता लगाया जा सकता है।
- यह प्रत्येक विद्यार्थी की बुद्धि क्षमता का आंकलान करने में उपयोगी होता है।
- इन टेस्ट के द्वारा मानसिक मंदता वाले (mentally retarded) बच्चों का पता लगाया जा सकता है तथा उनके उपचार पर कार्य किया जा सकता है।
- इन टेस्ट का प्रयोग अनुशासन संबंधित समस्याओं के समाधान को खोजने में प्रयोग किया जाता है।
- विभिन्न पाठ्यक्रमों में बच्चों के चुनाव में भी यह टेस्ट सहायता प्रदान करते हैं।
- व्यापारिक या नौकरी संबंधित कुशलता को जाँचने मे भी यह टेस्ट उपयोगी होते हैं।
- यह टेस्ट अनुसंधान (research) के काम भी आते हैं।
- बच्चों को मार्गदर्शन (guidance) देने में भी यह टेस्ट लाभकारी होते हैं।

प्रश्न   व्यक्तित्व की परिभाषा लिखें। व्यक्तित्व के प्रकार लिखें।
(**Define personality. Write the types of personality.**)

उत्तर   व्यक्तित्व (Personality)

परिभाषा (Definition)

"व्यक्तित्व उन प्रक्रियाओं का योग है जो कि एक लम्बी अवधि के असली अवलोकन (actual observation) द्वारा खोजी जाती है, ताकि विश्वास योग्य जानकारी प्राप्त की जा सके।"

—Watson

व्यक्तित्व के प्रकार (Types of personality)

1. हिप्पोक्रेटस वर्गीकरण (Hippocrate classification)

हिप्पोक्रेटस ने मनुष्य के व्यक्तित्व को चार स्वभाव के अनुसार बाँटा है। यह प्रकार हैं–

व्यक्तित्व के प्रकार (*Personality type*)	स्वभाव की विशेषताएँ (*Temperamental characteristic*)
• सैंगुइन (Sanguine)	• सकारात्मक (optimistic), प्रसन्न, आशावादी एवं कार्य कुशल व्यवहार के होते हैं।
• फ्लेगमेटिक (Phlegmatic)	• कमजोर, सुस्त व्यवहार के होते हैं।
• मेलान्योलीक (Melancholic)	• यह उदास, अवसादग्रस्त (Depressed), निराशावादी (pessimist), अपने आप में खोए रहने वाले होते हैं।
• कोलेरिक (Choleric)	• शरीर से कमजोर लेकिन स्वभाव से चिड़चिड़े, सक्रिय, उत्तेजित एवं क्रोधी होते हैं।

2. क्रेशमर का वर्गीकरण (Kretschmer's classification)

क्रेशमर ने व्यक्तित्व का वर्गीकरण जैविक शरीर (biological body) प्रकार से किया है।

व्यक्तित्व के प्रकार (*Personality type*)	विशेषताएँ (*Characteristic*)
• पिकनिक (Pyknic)	• मोटे शरीर वाले व्यक्ति • सामाजिक, मिलनसार एवं प्रसन्न रहते हैं।
• एथलेटिक (Athletic)	• संतुलित शरीर वाले व्यक्ति • ऊर्जायुक्त, आशावादी एवं समंजनीय (adjustable) होते हैं।
• लेप्टोसोमेटिक (Leptosomatic)	• यह दुबले–पतले शरीर के होते हैं। • यह असामाजिक, संकोची, संवेदनशील, अपने आप में रहने वाले एवं निराशावादी होते हैं।

3. शैल्डन का वर्गीकरण (Sheldon's classification)

शैल्डन ने व्यक्तित्व का वर्गीकरण भौतिक ढाँचे (physical structure) एवं उससे संबंधित स्वभाव की विशेषताओं के अनुसार किया है।

व्यक्तित्व के प्रकार (*Personality type*)	विशेषताएँ (*Characteristic*)
• एण्डोमोरफिक (Endomorphic)	• इस व्यक्तित्व के लोगों का भौतिक ढाँचा पिकनिक (pyknic) प्रकार का होता है। • यह आरामपसंद, भोजनप्रिय, स्नेही एवं सामाजिक प्रवृति के होते हैं।
• मीसोमोरफिक (Mesomorphic)	• यह एथलेटिक (Athletic) प्रकार के भौतिक ढाँचे के होते हैं। • यह साहसी, कर्मठ, स्पष्ट, साहसिक कार्य करने वाले एवं प्रतियोगी स्वभाव के होते हैं।
• एक्टोमोरफिक (Ectomorphic)	• यह लेप्टोसोमेटिक (leptosomatic) प्रकार के भौतिक ढाँचे के होते हैं। • यह निराशावादी, असामाजिक, संयमी, संकोचशील एवं एकांतप्रिय व्यक्ति होते हैं।

4. जंग का वर्गीकरण (Jung's classification)

जंग ने व्यक्ति को दो प्रकार से वर्गीकृत किया है–

बहिर्मुखी व्यक्तित्व (Extoverts)	*अन्तर्मुखी व्यक्तित्व (Introverts)*
• इस व्यक्तित्व के लोग अपने आस–पास की दुनिया में रूचि रखते हैं।	• इस व्यक्तित्व के लोग अपने आप में ही रूचि रखते हैं।
• यह सामाजिक एवं दोस्ताना प्रवृति के होते हैं एवं आसानी से घबराते नहीं हैं।	• यह सामाजिक रूप से अलग–अलग एवं एकांतिक (withdrawn) होते हैं।
• यह अपने काम द्वारा अपने व्यक्तित्व को दर्शाते है।	• यह संकोची एवं संयमी (reserved) होते हैं।
• यह सामाजिक रूप से सक्रिय होते हैं एवं समाज पर अपना अच्छा प्रभाव डालते हैं।	• यह एकाकी रूप से कार्य करना पसंद करते हैं तथा सामाजिक संपर्क से बचने का प्रयास करते हैं।
• इनका कार्य इनकी भौतिक क्रियाओं द्वारा प्रदर्शित किया जाता है।	• यह अपने आप काम कर, अपने अंदरूनी रूप में ही उसे रखते है।
• नेता, सामाजिक कार्यकर्ता, वकील व्यक्ति इस प्रकार के उदाहरण है।	• वैज्ञानिक, लेखक आदि इस प्रकार के उदाहरण हैं।

5. ऑलपोर्ट का वर्गीकरण (Allport classification)

ऑलपोर्ट ने भी इन्हें दो प्रकार से वर्गीकृत किया है–

एसेन्डेन्ट *(Ascendant)*	डिसेन्डेन्ट *(Descendent)*
• यह प्रभावशाली (dominant) व्यक्तित्व के होते हैं। • यह बहिर्मुखी होते हैं एवं अपने आस–पास के लोगों में रूचि रखते है।	• यह आज्ञाकारी (submissive) प्रवृति के होते हैं। • यह दिन में सपने (day-dreaming) देखने में यकीन रखते है। • यह सामाजिक एवं प्रतियोगी परिस्थितियों से अपने आप को बचाते हैं।

प्रश्न व्यक्तित्व के आंकलन के बारे में लिखें।

(Write about personality assessement)

उत्तर व्यक्तित्व की विशेषताओं का आंकलन निम्नलिखित प्रकार से किया जाता है:–

- **साक्षात्कार तकनीक (Interview technique)**
  - व्यक्ति के साथ आमने–सामने वार्तालाप किया जाता है, जिसका कुछ उद्देश्य होता है।
  - यह दो प्रकार के होते हैं–
    1. सगठित साक्षात्कार (Structured interview)– इसमें व्यक्ति से पहले से निर्धारित किए गए प्रश्न पूछे जाते हैं।

2. असंगठित साक्षात्कार (Unstructured interview)– इसमें व्यक्ति के साथ खुले रूप में पूछताछ की जाती है। इसमें व्यक्ति को खुलकर बोलने की छूट प्रदान की जाती है।

– साक्षात्कार के दौरान व्यक्ति के हाव भाव, शारीरिक भाषा (body language) आदि को भी नोट किया जाता है।

- **अवलोकन विधि (Observation method)**

– इस विधि में व्यक्ति का विभिन्न परिस्थितियों में अवलोकन किया जाता है।

– यह प्रक्रिया कई दिनों तक की जाती है एवं व्यक्तित्व के बारे में निष्कर्ष निकाला जाता है। प्रत्यक्ष अवलोकन एक अधिक सटीक विधि होती है।

– इसे प्रभावी बनाने के लिए अवलोकन करने वाले व्यक्ति को उन व्यावहारिक विशेषताओं (behavioral trait) की एक सूची तैयार रखनी चीहिए।

- **व्यक्तित्व सूची (Personality inventories)**

– इसमें मुद्रित सामग्री (printed form) का प्रयोग किया जाता है।

– इसमें सवाल, व्याख्यान (Statement) एवं विश्लेषण (analysis) होते हैं, जो मनुष्य के व्यवहार पर लागू होते हैं।

– व्यक्ति विभिन्न सामग्री के प्रति अपनी प्रतिक्रिया व्यक्त करता है, जिसके आधार पर उसका मूल्यॉकन कर उसे स्कोर दिया जाता है।

– यह विधि कम समय में पूरी की जा सकती है एवं आसानी से प्रयोग की जा सकती है।

– उदाहरणः– मिनीसोटा मल्टीफेजिक पर्सनेलिटी इन्वेट्री (Minnesota Multiphasic Personality Inventory)

- **प्रक्षेपित तकनीक (Projective technique)**

– इसका सिद्धांत है किः– असंगठित उद्दीपक (Unstructured stimulus) के प्रति व्यक्ति की प्रतिक्रिया, उसकी प्रवृति (attitude), डर (fear),वं उसकी प्रेरणा (aspiration) की व्याख्या करता है।

– इसलिए इस प्रकार के टेस्ट में व्यक्ति को असंगठित उद्दीपक दिया जाता है, जिसके प्रति व्यक्ति एक व्यापक प्रकार का स्पष्टीकरण (wide variety of interpretation) देता है।

– इन स्पष्टीकरण के आधार पर व्यक्ति की व्यक्तिगत प्रेरणा, भावना एवं इच्छाओं का आंकलन किया जाता है जिससे उसके व्यक्तित्व का आंकलन किया जा सके।

उदाहरण– Rorschach Inkblot test, Thematic apperception test आदि।

- **परिस्थिति अनुसार टेस्ट (Situational test)**
  - इसमें व्यक्ति को एक परिस्थिति दी जाती है एवं उस परिस्थिति के अनुसार व्यक्ति की प्रतिक्रिया का अध्ययन किया जाता है एवं उसके व्यक्तित्व का आंकलन किया जाता है।

प्रश्न साइकोऐनालिटिक थ्योरी। (Psychoanalytic theory).

उत्तर Psychoanalytic theory

- सन् 1939 में Freud ने इस थ्योरी की स्थापना की।
- उनका मानना था कि व्यक्ति का मूलभूत चरित्र (Basic character) 5 वर्ष की आयु तक बन जाता है।
- उन्होंने इस थ्योरी को तीन भागों में वर्गीकृत किया।
  1. व्यक्तित्व की संरचना (Structure of personality)
  2. व्यक्तित्व की गतिशीलता (Dynamic of personality)
  3. व्यक्तित्व के विकास की अवस्थाएँ (Stages of personality development)

1. व्यक्तित्व की संरचना (Structure of personality)

Freud ने व्यक्तित्व की संरचना को तीन घटकों (component) द्वारा संगठित किया।

I. इड (Id): यह जीवविज्ञान संबंधी (Biologically) प्रबल प्रेरणा (Drives) है। इसमें खाने, पीने, निष्कासन (eliminate) एवं यौन उद्दीपन (Sexual stimulation) की इच्छा शामिल होती है। यह "आनंद के सिद्धांत (Pleasure principle)" पर आधारित होता है। जितनी जल्दी प्रेरणा को संतुष्ट किया जाता है उतना ही यह व्यक्तित्व को प्रभावित करता है।

II. ईगो (Ego): यह "सच्चाई के सिद्धांत (Reality principle)" के आधार पर कार्य करता है। यह 4 से 6 महीने में विकसित होना शुरू हो जाता है। ईगो बाहरी दुनिया की सच्चाई से अवगत होता है तथा उसी के अनुसार अपने आपको रूपांतरित (Adapt) कर लेता है तथा उसके प्रति प्रतिक्रिया (Respond) प्रकट करता है।

III. सुपरइगो (Superego): यह प्रवीणता के सिद्धांत (Principle of perfection) पर आधारित है यह तीन से छह वर्ष की आयु में विकसित होती है। प्राथमिक देखभालकर्ता (Primary caregiver) द्वारा की गई नैतिक (Moral) एवं गुण (Value) व्यक्ति को आंतरिकता (Internalize) प्रदान करता है।

2. व्यक्तित्व की गतिशीलता (Dynamic of personality)

- Freud के अनुसार 'मानसिक ऊर्जा' (Psychic energy) ही मानसिक कार्य की प्रेरणा है। इसका उत्थान इड से होता है, जो कि अपनी शारीरिक आवश्यकताओं को पूरा करती है।

- जब बच्चा बड़ा होता है तो यह ऊर्जा अपना पथ बदलकर इड से ईगो और फिर सुपरइगो पर पहुँच जाती है।
- मनुष्य का व्यक्तित्व तीन जागरूकता (Awareness) के स्तर पर कार्य करता है। यह स्तर हैं–
  - चेतना (Consciousness)– व्यक्ति की तत्काल जागरूकता (immediate awareness) में अवबोधन (Perception), विचारों (Thoughts) एवं भावनाओं (Feeling) का उपस्थित होना।
  - पूर्व-चेतन (Pre-conscious)– यह जागरूकता को तुरंत उपलब्ध नहीं होता है।
  - अचेतना (Unconscious)– इसमें प्रस्तुत जानकारी अधिकतर पहुँच से बाहर होती है।

3. व्यक्तित्व के विकास की अवस्थाएँ (Stages of personality development)

Freud ने व्यक्तित्व को साइकोसेक्सुअल (Psychosexual) विकास की पाँच अवस्थाओं द्वारा समझाया है।

- ओरल अवस्था (Oral stage): जन्म से 18 महीना
  घबराहट से मुक्ति मौखिक तृप्ति (Oral gratification) द्वारा प्राप्त होती है। इस अवस्था में व्यवहार इड (Id) द्वारा संचालित होता है। ऊर्जा का केन्द्र मुख (Mouth) होता है।
- ऐनल अवस्था (Anal stage): 18 महीने से 3 वर्ष
  इस अवस्था में मुख्य कार्य होता है आत्मनिर्भर बनना तथा नियंत्रण पाना। इसका केन्द्र निष्कासन क्रिया (excretory function) होता है। इस अवस्था में इड (Id) धीरे–धीरे ईगो के नियंत्रण में आ जाती है।
- फैलिक अवस्था (Phallic stage): 3 से 6 वर्ष
  इस अवस्था का मुख्य विकासशील कार्य होता है अपने को समान वर्ग (Same sex) के अभिभावक (Parent) के समान समझना एवं अपनी सेक्सुअल पहचान (Sexual identity) का विकास करना। इसका केन्द्र जननांग (Genital organ) होते हैं।
- लेटेंसी अवस्था (Latency phase): 6 से 12 वर्ष
  इस अवस्था में सेक्सुएलिटी (Sexuality) का दमन (Repression) हो जाता है तथा केन्द्र अपने वर्ग (Same sex) के संगी साथियों से संबंध पर होता है।
- जेनाइटल अवस्था (Genital stage): 13 से 20 वर्ष
  इस अवस्था में कामेच्छा (Libido) का पुनरुत्थान होता है। इस अवस्था का केन्द्र होता है विपरीत वर्ग (Opposite sex) के सदस्य से संबंध बनाना।

प्रश्न समायोजन क्या है? एक समायोजित व्यक्ति की विशेषताएँ लिखिए। समायोजन की विधियाँ लिखें।

(What is adjustment? Write down the characterstic of well adjusted person and methods of adjustment.)

उत्तर समायोजन (Adjustment)

समायोजन एक विषेश प्रक्रिया है जिसमे व्यक्ति अपने वातावरण में सहयोग की भावना विकसित करता है।

—MacIver and Page

या

समायोजन का अर्थ है विशेष आवश्यकताओं को पूरा करने के लिए अपने आप को परिस्थियों के अनुकूल बनाने का प्रयत्न करना।

समायोजित व्यक्ति की विशेषताएँ (Characteristic of a well adjusted person)

- व्यक्ति की मूलभूत आवश्यकताएँ पूरी होती हैं एवं वह संतुष्ट होता है।
- व्यक्ति संतुलित जीवन व्यतीत करता है।
- वह स्वयं एवं दूसरों को आदर देता है।
- उसके जीवन में असली लक्ष्य होते हैं।
- वह अपनी ताकत एवं कमजोरी के प्रति अवगत रहता है।
- वह अच्छी एवं बुरी दोनों परिस्थियों का सामना करने में सक्षम रहता है।
- वह दुनिया की असलियत से अवबोधित रहता है।

समायोजन की विधियाँ (Methods of adjustment)

व्यक्ति एवं उसके वातावरण में समायोजन बनाये रखने के लिए समायोजन को दो प्रकार से वर्गीकृत किया गया है–

1. **प्रत्यक्ष विधि (Direct method):** यह वह विधि होती है जो व्यक्ति द्वारा जानबूझ कर की जाती है। यह विधि है–

   - अभ्यास बढ़ा कर या प्रयत्न में सुधार कर (Increasing trials or improving efforts): इस विधि में व्यक्ति को समस्या या बाधा होने पर, वह बार–बार प्रयत्न कर उस समस्या या बाधा को दूर करने की कोशिश करता है या अपनी व्यवहारिक प्रक्रिया में बदलाव लाता है।

   - प्रतिष्ठा के लिए संकटकारी उपाय अपनाकर (Adopting compromising means): अपने एवं वातावरण में समायोजन बनाये रखने के लिए व्यक्ति या तो अपने लक्ष्य की दिशा बदल लेता है या अपने लक्ष्य को प्रतिस्थापित (substitute) कर लेता है।

   - प्रत्याहार एवं आज्ञाकारिता (Withdrawal and submission): इस विधि में व्यक्ति अपनी हार स्वीकार कर आत्मसमर्पण कर देता है।

2. **अप्रत्यक्ष विधि (Indirect method)**
    – इस विधि द्वारा व्यक्ति अस्थाई समायोजन प्राप्त कर अपने आप को कुछ समय के लिए मानसिक खतरे से सुरक्षित कर लेता है।
    – इस विधि में व्यक्ति स्थिति को उसी तरह देखता है, जिस तरह वह देखना चाहता है।
    – इस विधि में व्यक्ति किसी विभिन्न प्रकार के प्रतिरक्षक विधि (Defense mechanism) का प्रयोग करता है।

प्रश्न कुसमंजन के बारे में लिखें।
(Write about maladjustment)

उत्तर कुसमंजन (Maladjustment)
जब व्यक्ति व्यक्तिगत लक्ष्य एवं सामाजिक वातावरण की माँग में समायोजन नहीं रख पाता है तो उसे कुसमंजन कहते हैं।

कुसमंजन के कारण (Causes of maladjustment)
- **सामाजिक कारण (Social factors)**
    – अधिक बच्चे (more children)
    – विघटित परिवार (Disorganised family)
    – अभिभावक की मृत्यु (Death of parents)
    – अभिभावक द्वारा बच्चों की उपेक्षा (neglect by parents)
    – गृह कलह (family dispute)
    – अशिक्षा एवं गरीबी (Illiteracy and poverty)
    – अत्यधिक अनुशासन एवं पाबंदी (Strict discipline and restrictions)
    – नैतिक शिक्षा की कमी (lack of moral education)
    – दवा एवं शराब का व्यसन (drug and alcohol abuse)
    – पड़ोसी एवं आसपास का अस्वस्थ वातावरण (Unhealthy surroundings)
    – बुद्धिमता की कमी (lack of intelligence)
    – कम वजन या अत्यधिक वजन का होना (underweight or overweight)
- **मनोवैज्ञानिक कारण (Psychological causes)**
    – चिंता एवं तनाव (Tension and stress)
    – निराशावादी सोच (Pessimistic thinking)
    – कुंठा (Frustration)
    – लिंग संबंधित अनुचित व्यवहार (Sex inappropriateness)
- **आर्थिक कारण (Economic causes)**
    – आर्थिक संसाधनों की कमी (lack of economical resources)
    – गरीबी एवं बेरोजगारी (poverty and unemployment)
    – रहन सहन के मापदंड का बढ़ना (high standards of living)

- **अन्य कारण (Other causes)**
  - प्रतिकूल वातावरण (unfavorable environment)
  - प्रेरणाओं एवं रूचियों का संघर्ष एवं विरोध (Resistance or struggle for aspiration and interest)
  - आनुवंशिक (hereditary)
  - शारीरिक विकृति (physical disability)
  - असुरक्षा का भाव (insecurity)
  - भावनात्मक अस्थिरता (Emotional instability)

प्रश्न प्रेरणा विशेषताएँ लिखिए।

(**Write types of motivation.**)

उत्तर

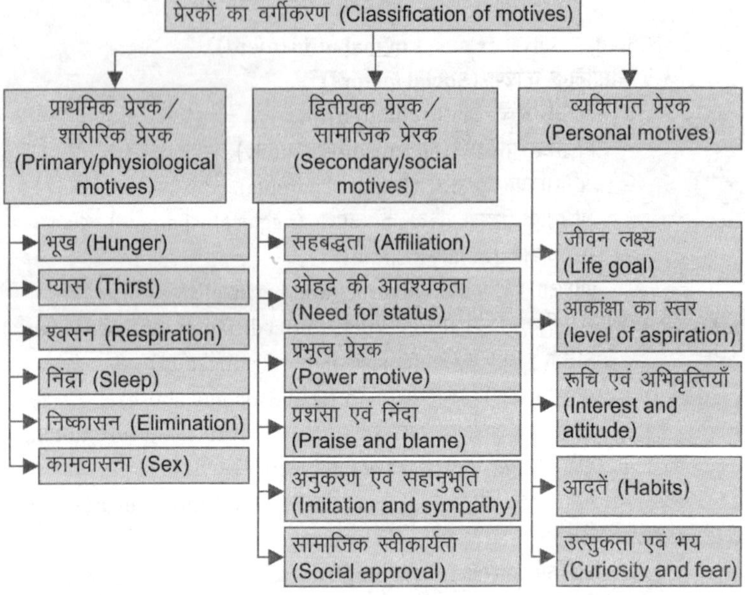

प्रश्न संवेग की परिभाषा लिखें। संवेग की विशेषताएँ एवं प्रकार लिखें।

(**Define emotions. Write down the characteristics and types of emotions.**)

उत्तर परिभाषा

किसी प्रकार की शारीरिक हलचल, उत्तेजना या उद्दीपक एवं जागरुकता की स्थिति को व्यक्त करने की प्रक्रिया को संवेग कहते हैं।

—PT Jung

या

संवेग शरीर की आंदोलित अवस्था है, यह अनुभूति की क्षुब्ध अवस्था है। यह एक अस्त–व्यस्त पेशियों एवं ग्रन्थि की क्रिया होती है।

—Wood Worth

संवेग की विशेषताएँ (Characteristic of emotions)–

- यह एक उत्तेजित एवं आन्दोलित शारीरिक स्थिति है।
- संवेग द्वारा मनुष्य को शारीरिक एवं मानसिक ऊर्जा का अभास होता है।
- संवेग व्यक्ति को क्रिया करने की प्रेरणा प्रदान करता है।
- संवेग सार्वभौमिक (Universal) होते हैं, जो प्रत्येक व्यक्ति एवं समुदाय में पाये जाते हैं।
- यह व्यक्ति के आकर्षण, विकर्षण एवं अनुभवों को व्यक्त करते हैं।
- संवेग का जन्म बाहरी उद्दीपक द्वारा किया जाता है।
- यह मनोवैज्ञानिक कारणों से भी उत्पन्न होते हैं।
- यह प्रिय (Pleasant) एवं अप्रिय (Unpleasant) दोनों प्रकार के होते हैं।
- यह व्यक्ति में एक हलचल एवं अशान्ति को जन्म देते हैं।
- संवेग स्वयं एक प्रेरणा के रुप में कार्य करता है।
- यह विपरीत परिस्थितियों में संघर्ष को प्रेरित करता है।
- यह व्यक्ति की बोध क्रिया (Congnitive function) को प्रभावित करता है।

प्रश्न संवेग एवं स्वास्थ्य के संबंध को स्पष्ट करें।

या

स्वास्थ्य पर संवेग के प्रभाव के बारे में लिखें।

(What is the relationship between emotion and health.)

OR

(What are the effects of emotion on health.)

उत्तर संवेग एवं स्वास्थ्य (Emotion and health)

- संवेग एवं स्वास्थ्य में प्रत्यक्ष (direct) संबंध होता है। संवेग जहाँ स्वास्थ्य में सुधार लाने में सहयोग करते हैं वहीं वह रोग की उन्नति में भी महत्वपूर्ण भूमिका निभाते हैं।
- साधारणतः संवेग के समय उत्पन्न शारीरिक क्रिया (Physiological reaction) शरीर को अनुकूल समायोजन करने में सहायता प्रदान करते हैं।
- यदि संवेग समय–समय पर उत्पन्न होकर लम्बे समय तक रहते हैं, तो यह शरीर में प्रतिकूल प्रभाव (advance affect) डालते हैं।
- अनियंत्रित संवेग द्वारा उत्पन्न विभिन्न रोग इस प्रकार हैं–
    - पेप्टिक अल्सर (Peptic ulcer)
    - हृदय रोग (Heart disease)
    - मिर्गी (Epilepsy)

- मधुमेह एवं क्षय रोग में बढ़ोत्तरी (Worsening of diabetes and TB)
- अस्थमा (Asthma)
- उच्च रक्तचाप (Hypertension)
- अनिद्रा (Insomnia)
- दीर्घकालिक कब्ज (Chronic constipation)
- त्वचा रोग (Skin diseases like pruritus, psoriasis)
- रोग क्षमता में कमी (Decreased immunity)

प्रश्न प्रवृत्ति क्या है? इसकी विशेषताएँ, घटक एवं कार्य के बारे में लिखें।
(What is attitude. Write about its characteristic, components and functions.)

उत्तर परिभाषा–

यह व्यक्ति की दुनिया से संबंधित प्रेरणात्मक (motivational), भावनात्मक (emotional), अवबोधक (perceptual) एवं बोधक (Cognitive) प्रक्रिया का चिरस्थाई संगठन है।

—Krech and Crutchfield

या

प्रवृत्ति व्यक्ति के व्यवहार को एक विशेष दिशा की ओर निर्देशन करने वाली धारणाओं, विचारों तथा कल्पनाओं की परिचायक है।

प्रवृत्ति की विशेषताएँ (Characteristic of attitude)

- प्रवृत्ति जन्मजात (Innate) नहीं होती है।
- यह व्यक्ति की आवश्यकताओं एवं समस्याओं से संबंधित होती है तथा इन्हीं के दबाव में इसका निर्माण होता है।
- प्रवृत्ति चिरस्थाई होती है मतलब यह अधिकतर स्थाई रूप में बनी रहती है।
- प्रवृत्ति के निर्माण में अचेतना (unconscious) की महत्त्वपूर्ण भूमिका होती है।
- प्रवृत्ति हमेशा विषय या व्यक्ति से संबंधित होती है।
- यह चित्र, विचार एवं बाहरी वस्तुओं से जुड़ी होती है।
- यह व्यक्ति की गतिविधियों एवं क्रियाकलापों को निर्देषित करती है।
- प्रवृत्ति के साथ व्यक्ति की संवेगात्मक क्रिया या भावनात्मक अनुभव जुड़े हुए होते हैं।

प्रवृत्ति के घटक (Components of attitude)

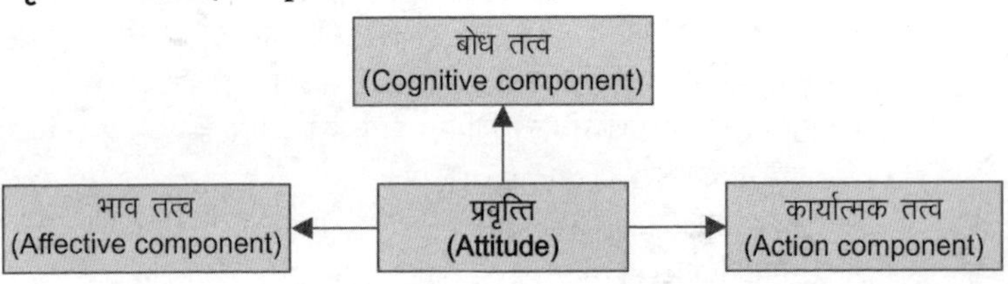

प्रवृत्ति के कार्य (Functions of attitude)

- एक स्वीकार्य प्रवृत्ति का निर्माण कर व्यक्ति अपने सहयोगियों से अनुकूल प्रतिक्रिया प्राप्त करता है। मतलब प्रवृत्ति व्यक्ति को सामाजिक रूप से परिपोषित करती है।
- प्रवृत्ति व्यक्ति में इगो–डिफेन्सिव (Ego-defensive) प्रक्रिया का निर्माण करने में सहायता प्रदान करती है।
- यह व्यक्ति को अपने कार्य की अभिव्यक्ति करने की प्रेरणा प्रदान करती है, जिससे समाज में उसकी छवि में उन्नति होती है।
- प्रवृत्ति व्यक्ति में ज्ञान क्रिया को भी बढ़ावा देती है।

प्रश्न स्मरण शक्ति की परिभाषा लिखें। स्मरण शक्ति के कारक एवं उसे प्रभावित करने वाले कारक लिखें।

(Define memory. Write about the factors of memory and factors affecting memory.)

उत्तर परिभाषा

पहले सीखी गई विषय या वस्तु को याद रखने की प्रक्रिया को स्मरण शक्ति कहते हैं।

—Woodworth and Marquis

या

व्यक्ति द्वारा पूर्व में सीखी गई प्रक्रियाओं के संग्रहण एवं विशेष उद्दीपक के उत्तर में सूचनाओं को पुनः प्रस्तुत करने के सामर्थ्य को स्मरण शक्ति कहते हैं।

—HJ Issac

स्मरण शक्ति के कारक (Factors of memory)

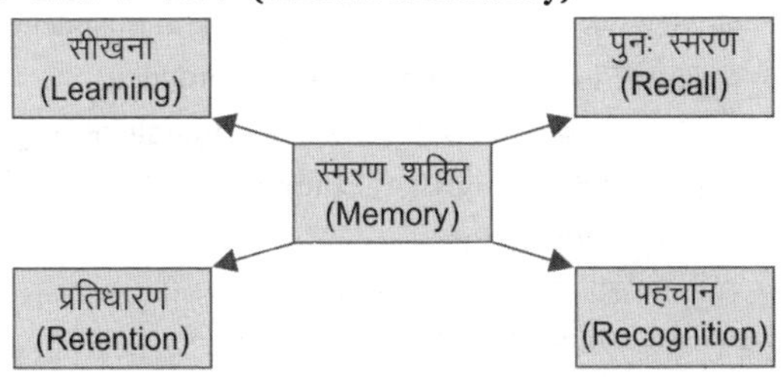

- **सीखना (Learning):** जब भी व्यक्ति कुछ अनुभव या अभ्यास करता है, तो यह व्यक्ति के दिमाग पर छाप छोड़ जाती है, इसे सीखना कहते हैं।
- **प्रतिधारण (Retention):** जब स्मरण शक्ति की छाप दिमाग पर पड़ती है, Nervous system उसे दिमाग में सुरक्षित कर देता है। इस प्रक्रिया को प्रतिधारण कहते हैं।

- **पुनः स्मरण (Recall):** पुराने अभ्यास या अनुभव को दोबारा याद कर दोहराने को पुनः स्मरण कहते हैं।
- **पहचान (Recognition):** यह एवं पुनः स्मरण आपस में संबंधित हैं। यदि स्मरण की गई विषय या वस्तु वही होती है, जिसका स्मरण किया जाता है उसे पहचान कहते हैं।

स्मरण शक्ति को प्रभावित करने वाले कारक (Factors influencing Memory)

- **स्मरण की जाने वाली वस्तु या विषय की**
    - उपयोगिता (Usefulness)
    - अर्थपूर्णता (Meaningfulness)
    - प्रेरणा (Motivation)
    - उद्देश्य (Purpose)
    आदि स्मरण शक्ति को प्रभावित करते हैं।
- **वस्तु की मात्रा (Amount of material)**
    - स्मरण शक्ति स्मरण की जाने वाले वस्तु की मात्रा से भी प्रभावित होती है।
    - यदि मात्रा कम एवं सरल होती है तो विषय–वस्तु शीघ्र स्मरण हो जाती है और यदि मात्रा अधिक एवं कठिन होती है तो विषय–वस्तु को स्मरण करने में समय लगता है।
    - जितनी अधिक मात्रा होती है उतना ही अधिक उसे स्मरण करने में प्रयास लगता है।
- **स्मरण करने की विधि (Method of memorising):** स्मरण शक्ति स्मरण विधि पर निर्भर करती है। यह विधियाँ इस प्रकार है–
    - संपूर्ण एवं भाग विधि (Whole and part method)
    - अंतराल एवं अंतरालरहित विधि (Space and unspaced method)
    - दोहराव एवं अभ्यास (Repetition and practice)
    - संबंध के सिद्धांत का प्रयोग (Use of principle of association)
    - समूहीकरण एवं सामंजस्य (Grouping and rhythm)
    - अनुवाचन (Recitation)
    - सभी इन्द्रियों का उपयोग (Using all possible senses)
- सीखने वाले व्यक्ति की क्षमता एवं परिस्थिति (Learner's ability and situation)
    - स्मरण की इच्छाशक्ति / संकल्प (Will to learn/memorize)
    - रूचि एवं ध्यान (Interest/attention)
    - सीखने की अनुकूल एवं प्रतिकूल परिस्थिति (Favourable/unfavourable situation)

- सीखने वाले व्यक्ति की शारीरिक एवं मानसिक क्षमता (Physical and mental ability)
- बदलाव एवं आराम का प्रावधान (Provision of change and rest)

प्रश्न मानसिक स्वास्थ्य विज्ञान के बारे में लिखें।
(Write about mental hygiene.)

उत्तर परिभाषा

मानसिक स्वास्थ्य विज्ञान का अर्थ है वह उपाय करना जिससे मनोरोग के आपतन (Incidence) को, रोकथाम एवं शीघ्र उपचार द्वारा कम किया जा सके तथा मानसिक स्वास्थ्य को प्रेरित किया जा सके।

मानसिक स्वास्थ्य विज्ञान के सिद्धांत (Principles of Mental Hygiene)

- रोकथाम के सिद्धांत (Principle of Prevention)
    - कुसमंजन (Mal-adjustment) को उत्पन्न करने वाले व्यक्ति एवं सामाजिक कारकों की पहचान कर उन्हें दूर करना।
    - भावनात्मक एवं सामाजिक समायोजन (Adjustement) के उपाय सुझाना।
    - आंतरिक द्वन्द एवं कुंठा का समाधान करने की विधि सिखाना ताकि घबराहट, तनाव एवं भावनात्मक विकार से बचा जा सके।
- संरक्षण का सिद्धांत (Principle of preservation)
    - व्यक्ति की क्षमता का निर्माण करना एवं उसे प्रोत्साहन देना।
    - भावनात्मक परिपक्वता एवं स्थिरता लाना।
    - व्यक्तिगत एवं सामाजिक सुरक्षा एवं संतुष्टि का अनुभव करना।
    - व्यक्ति को स्वस्थ मानसिक स्थिति प्राप्त करने में सहायता करना।
- उपचार विधि के सिद्धांत (Principle of curative measure)
    - व्यक्ति को मानसिक स्वास्थ्य एवं मानसिक रोग की भरपूर जानकारी देना।
    - मानसिक रोग एवं विकार के लिए उपलब्ध उपचार के बारे में ज्ञान देना।
    - मानसिक रोगी के पुनर्वासन (Rehabilitation) एवं पुनसमायोजन (Readjustment) की विधि का सुझाव देना।
- संतुलित व्यक्ति विकास के सिद्धांत (Principles of balaned development of the personality)
    - यदि व्यक्ति का जीवन, व्यक्तित्व एवं मानसिक स्थिति संतुलित है तो वह स्वयं एवं वातावरण से सरलता से समायोजन बना सकता है।
- सुखी एवं संतुष्ट जीवन का सिद्धांत (Principles of leading happy and contented life)
    - व्यक्ति में जीवन के प्रति सुखी एवं सकारात्मक सोच उसकी मानसिक स्थिति पर भी सकारात्मक प्रभाव डालती है।

SOCIOLOGY: (LONG ANSWER)

प्रश्न समुदाय की परिभाषा लिखिए। समुदाय की विशेषताएँ लिखिए।
(Define community. Write its characteristics.)

उत्तर समुदाय की परिभाषा (Definition of community)

WHO द्वारा दी गई परिभाषा

''समुदाय एक ऐसा समूह है जिसका निर्धारण एक समान या सामान्य हितों एवं मूल्यों या फिर भौतिक सीमाओं द्वारा होता है या दोनों घटक मिलकर समुदाय का निर्माण करते हैं। इस समूह के सदस्य एक दूसरे को जानते हैं तथा आपस में अंतः क्रिया करते हैं। यह एक विशेष सामाजिक संरचना के अंतर्गत क्रियाशील रहते हैं एवं कुछ मूल्य, प्रतिमानों को दर्शाते हैं अथवा उनका या सामाजिक संस्थाओं का निर्माण करतें है। प्रत्येक व्यक्ति अपने परिवार एवं समुदाय के द्वारा विस्तृत समाज से संबंध रखता है।

या

''एक सीमित क्षेत्र में सामाजिक जीवन या संपूर्ण संगठन को समुदाय कहतें है।''

—Ogburn and Nimkoff

समुदाय की विशेषताएँ (Characteristic of community)

- लोगों का समूह (Group of people)– प्रत्येक समुदाय का निर्माण लोगों के समूह से मिलकर ही संभव है। एक व्यक्ति समुदाय का निर्माण नहीं कर सकता है।
- पहचान (Identity)– प्रत्येक समुदाय को एक विशिष्ट नाम से जाना जाता है। यह उस समुदाय को पहचान प्रदान करता है तथा लोगों की भी पहचान बनता है। जैसे भारतीय, हिन्दू, कोंकणी आदि।
- भौगोलिक स्थिति (Geographical state)– प्रत्येक समुदाय एक निश्चित भौगोलिक क्षेत्र में निवास करता है तथा इस भौगोलिक समुदाय की सीमाएँ दो समुदायों को आपस में विभाजित करती है।
- समान जीवन शैली (Same life style)– एक सामान्य समुदाय में रहने वाले लोगों की जीवन शैली मतलब उनका पहनावा, खान–पान, भाषा आदि समान होते हैं जो उसे एक समुदाय की विशेषता बनाते हैं।
- स्थिरता (Stability)– समुदाय मुख्यतः स्थायी होता है। लोग इधर–उधर आते जाते रहते हैं लेकिन उनका समुदाय किसी क्षेत्र विशेष में ही स्थिर रूप से रहता है।
- अनिवार्य सदस्यता (Compulsory membership)– समुदाय की सदस्यता ऐच्छिक नहीं होती है। जो व्यक्ति जिस समुदाय में जन्म लेता है, वह व्यक्ति पूरे जीवनकाल उसी समुदाय से संबंधित रहता है।

- नियंत्रण (Control)– प्रत्येक समुदाय के कुछ नियम होते है एवं समुदाय के प्रत्येक व्यक्ति एवं क्रियाओं का नियंत्रण इन्हीं नियमों द्वारा किया जाता है। यह नियंत्रण समुदाय में अनुशासन समानता एवं सहयोग की भावना बनाने में सहायक होते हैं।

- आत्मनिर्भरता (Independent)– सामान्य जीवन एवं प्रतिदिन की आवश्यकताओं की पूर्ति आदि से संबंधित क्रियाओं में समुदाय आत्मनिर्भर होते हैं।

- भावनात्मक विकास (Development of feeling)– जब कोई व्यक्ति किसी समुदाय से संबंध रखता है तो उसके अंदर हम की भावना जन्म लेती है तथा वह अपने समुदाय के प्रति उत्तरदायी हो जाता है।

- स्वाभाविक निर्माण (Spontaneously built)– किसी समाज का जन्म या उत्थान अचानक नहीं होता है, कोई भी समुदाय धीरे–धीरे निर्माण की ओर अग्रसर होता है। समुदाय का निर्माण स्वतः होता है न कि किसी व्यक्ति विशेष द्वारा किया जाता है।

प्रश्न   **ग्रामीण एवं शहरी समाज का अंतर स्पष्ट कीजिए।**

(Briefly explain the difference between the rural and urban society).

उत्तर   ग्रामीण एवं शहरी समाज का अंतर (Difference between the rural and urban society)

ग्रामीण समाज *(Rural society)*	शहरी समाज *(Urban society)*
• ग्रामीण लोगों का मूल–भूत व्यवसाय कृषि, पशुपालन एवं हस्त उद्योग होता है।	• शहरी लोगों के व्यवसाय कृषि एवं उससे सम्बन्धित नहीं होते हैं, उनके मुख्य व्यवसाय शिक्षक, डॉक्टर, मैनेजर, चिकित्सक आदि होते हैं।
• ग्रामीण समाज में प्राकृतिक वातावरण जैसे खुली–शुद्ध वायु, नदियां, वृक्ष आदि बहुतायत में होता है।	• शहरों का वातावरण अधिकतर कृत्रिम (artificial) या मानव निर्मित होता है।
• ग्रामीण समाज में वातावरण संबन्धित समस्याएं कम पाई जाती हैं।	• शहरी समाज में वातावरण संबन्धित समस्याएं अधिक पाई जाती है जैसे प्रदूषण, अत्यधिक भीड़, यातायात की समस्या आदि।
• ग्रामीण समाज छोटा समाज होता है अर्थात् यह कम लोगों से मिलकर बनता है।	• शहरी समाज बड़ा समाज होता है अर्थात् यह अधिक लोगों से मिलकर बनता है।
• गाँवों में जनसंख्या का घनत्व कम होता है	• शहरों में जनसंख्या का घनत्व अधिक होता है
• गाँवों के समुदाय में समरुपता पायी जाती है– जैसे पहनावा, खान–पान, रीति–रिवाज आदि।	• शहरों में कई समुदाय एवं समाज के लोग रहते हैं इसलिए शहरों में अधिक असमरुपता पायी जाती है।
• गाँवों के लोग अधिक स्थिर होते हैं अर्थात् वह एक ही स्थान पर बसते हैं।	• शहर के लोग कम स्थिर होते हैं अर्थात् वह अपनी आवश्यकताओं की पूर्ति करने के लिए अच्छे अवसर की तलाश में पलायन करते रहते हैं।

ग्रामीण समाज *(Rural society)*	शहरी समाज *(Urban society)*
• गाँव के लोगों के बीच आपसी प्यार, संबंध, सहयोग एवं एकता की भावना विद्यमान रहती है।	• शहरी लोगों में आपसी भावनाओं की कमी पाई जाती है। अधिकतर संबंध मतलब या आवश्यकता के आधार पर विकसित किए जाते हैं।
• ग्रामीण समुदाय में Joint family अधिक पाई जाती है।	• शहरों में nuclear family का प्रचलन अधिक है।
• ग्रामीण लोगों का धर्म एवं मान्यताओं पर अटूट विश्वास होता है।	• शहरी लोग विज्ञान प्रमाणित बातों पर अधिक विश्वास करते हैं।
• ग्रामीण समाज राजनैतिक प्रभाव से कम संबंध रखता है।	• शहरी समाज में राजनैतिक प्रभाव का अधिक असर होता है।
• समाज की स्थिरता के कारण कम बदलाव पाए जाते हैं।	• अस्थिरता के कारण समाज में जल्दी–जल्दी परिवर्तन होते रहते हैं।
• गाँव में लोगो की शिक्षा कम या सीमित होती है।	• शहरी लोगों में शिक्षा का स्तर अधिक एवं विस्तारित होता है।

प्रश्न बेरोजगारी क्या है? बेरोजगारी के कारण लिखिए।

(What do you mean by unemployment. Write the cases of unemployment.)

उत्तर बेरोजगारी की परिभाषा **(Definition of unemployment)**

जब किसी व्यक्ति के पास जीविका अर्जित करने का कोई साधन नहीं होता है, एवं वह आर्थिक रुप से आत्मनिर्भर नहीं होता, तो उसे बेरोजगारी कहते हैं।

या

जब व्यक्ति के पास कोई रोजगार नहीं होता है, उसे बेरोजगारी कहते हैं।

बेरोजगारी के कारण (Causes of unemployment)

- जनसंख्या विस्फोट (Population explosion)– जनसंख्या की वृद्धि, कार्य अवसरों की वृद्धि दर से ढ़ाई गुना ज्यादा है। इसीलिए जैसे–जैसे जनसंख्या में वृद्धि हो रही है, वैसे–वैसे कार्य अवसरों में कमी आ रही है तथा बेरोजगारी की दर बढ़ रही है।
- कृषि का धीमा विकास (Slow growth of agriculture)– कृषि क्षेत्र का विकास दर धीमा है और भारत एक कृषि प्रधान देश है। इस कारण यह बढ़ती अर्थव्यवस्था में योगदान नहीं दे पाता है एवं छिपी हुई बेरोजगारी की समस्याएं बढ़ जाती है।
- औद्योगिक विकास की धीमी दर (Slow speed of industrial development)– भारत में औद्योगिक विकास दर जनसंख्या की वृद्धि दर से कम है जिसके कारण अधिक रोजगार के अवसर उत्पन्न नहीं हो पाते हैं।

- त्रुटिपूर्ण शिक्षा तंत्र (Defective education system)– आज भी हमारा देश पुरानी शिक्षा प्रणाली पर चल रहा है एवं इस प्रणाली में सुधार या विकास नहीं है। ये शिक्षा न तो बेरोजगार सम्बन्धित है, न ही कौशल सम्बन्धित है। इसी कारण हर वर्ष एक जैसी शिक्षित जनसंख्या में बढ़ोत्तरी होती है एवं रोजगार के अवसर उतने ही रहते हैं।

- अनुपयुक्त ग्रामीण आर्थिक विकास (Inadequate rural economic development)– इसके कारण गाँवों में शिक्षित व्यक्ति की संख्या में बढ़ोत्तरी हुई है, लेकिन रोजगार या ग्रामीण अर्थव्यवस्था सुदृढ़ न हो पाने के कारण व्यक्ति बेरोजगार है।

- गरीबी (Poverty)– गरीबी बेरोजगारी को बढ़ाने में महत्वपूर्ण कारण है। गरीबी के कारण लोग रोजगार एवं अन्य संसाधनों का भरपूर उपयोग नहीं कर पाते हैं, जिस कारण बेरोजगारी बढ़ी हुई है।

- स्थानीय विषमता (Regional disparities)– स्थानीय विषमता भी बेरोजगारी का एक मुख्य कारण है। जो स्थान या क्षेत्र विकसित है वहाँ रोजगार की भी उपयुक्त सुविधाएँ हैं एवं जो क्षेत्र पिछड़े हुए हैं वहाँ न तो विकास है और न ही रोजगार की उपर्युक्त सुविधाएँ है।

- मशीनीकरण (Mechanization)– नई तकनीक के विकास के साथ अधिकतर उद्योगों में मानव का स्थान मशीनों ने ले लिया है जिस कारण बेरोजगारी के आँकड़ों में वृद्धि हुई है।

प्रश्न चिकित्सा समाजशास्त्र एवं चिकित्सालय समाजशास्त्र में अन्तर लिखिए।
(Difference between medical and hospital sociology.)

उत्तर

चिकित्सा समाजशास्त्र *(Medical sociology)*	चिकित्सालय समाजशास्त्र *(Hospital sociology)*
• वह समाज शास्त्र जो रोगी को ध्यान में रखकर अध्ययन किया जाए, चिकित्सा समाजशास्त्र कहलाता है।	वह समाजशास्त्र जो चिकित्सालय द्वारा किये जाने वाले कार्य को ध्यान में रखकर अध्ययन किया जाये चिकित्सालय समाजशास्त्र कहलाता है।
• यह रोगी एवं चिकित्सक के सम्बन्धों को बनाने में काम में आता है।	यह रोगी एवं चिकित्सालय के सम्बन्धों को बनाने में काम आता है।
• इसमें स्वास्थ्य टीम मिलकर रोगी के उपचार एवं स्वास्थ्य में सुधार के तरीके ढूँढ़ती है।	इसमें अस्पताल रोगी को बेहतर सेवा एवं सुविधा प्रदान करने के उपाय ढूँढता है।
• यह रोगी के सामाजिक एवं आर्थिक स्तर से प्रभावित होता है।	यह रोगी के सामाजिक एवं आर्थिक स्तर पर कोई प्रभाव नहीं डालता है।
• यह विज्ञान एवं ग्रामीण क्षेत्रों में प्रभावी एवं लाभप्रद होता है।	यह विज्ञान शहरी क्षेत्रों में प्रभावी एवं लाभप्रद होता है।

चिकित्सा समाजशास्त्र (*Medical sociology*)	चिकित्सालय समाजशास्त्र (*Hospital sociology*)
• यह विज्ञान सेवा को बढ़ावा देता है।	यह विज्ञान मुनाफे को बढ़ावा देता है।
• यह रोगी की सांस्कृतिक प्रथा, परम्परा एवं रीति रिवाज पर आधारित होता है।	यह विज्ञान एवं तकनीकी पर आधारित होता है।
• इसका क्षेत्र असीमित है	इसका क्षेत्र सिर्फ अस्पताल तक ही सीमित होता है।
• यह परस्पर सम्बंधों पर आधारित होता है।	इसका सम्बन्ध निरंतर शिक्षा एवं प्रशिक्षण पर आधारित होता है।
• इसमें खर्च कम होता है इसलिए यह अर्थव्यवस्था को सुदृढ़ बनाये रखता है।	इसमें खर्च अधिक होता है, इसलिए यह अर्थव्यवस्था को कमजोर बनाता है।

प्रश्न सामाजिक नियंत्रण **(Social control)**

उत्तर परिभाषा (Definition)

"समाज में व्यवस्था कायम रखने एवं नियम स्थापित करने का जो पैटर्न या दबाव समाज लागू करता है उसे सामाजिक नियंत्रण कहते हैं।"

—Ogburn & Nimkoff

या

"सामाजिक नियंत्रण का अर्थ उस विधि से है जिससे सम्पूर्ण व्यवस्था की एकता एवं स्वामित्व बना रहता है।"

—MacIver & Page

सामाजिक नियंत्रण के उद्देश्य (Aims of social control)

- एक समाज को स्वीकार बनाने के लिए।
- लोगों के व्यवहार को नियंत्रित करने के लिए।
- समाज में कानून व्यवस्था बनाये रखने के लिए।
- समाज में सामाजिक व्यवस्था बनाये रखने के लिए।
- समाजीकरण को बढ़ावा देने के लिए।
- भविष्य की पीढ़ी में नैतिक एवं व्यवहारिक मूल्यों की स्थापना के लिए।
- समाज के विकास के लिए (क्योंकि यह व्यक्तिगत लाभ से ज्यादा महत्व समूह लाभ को देता है)।
- सामाजिक एकता को बढ़ावा देने के लिए।
- समाज के लोगों में परस्पर सहयोग बढ़ाने के लिए।

सामाजिक नियंत्रण के प्रकार (Form of social control)

- सकारात्मक एवं नकारात्मक नियंत्रण। (Positive and negative control)
- औपचारिक एवं अनौपचारिक नियंत्रण। (Formal and informal control)

- लोकतांत्रिक एवं निरंकुश नियंत्रण। (Democratic and autocratic control)
- प्रत्यक्ष एवं अप्रत्यक्ष नियंत्रण। (Direct and indirect control)
- संगठित एवं असंगठित नियंत्रण। (Organised and disorganized control)
- चेतन एवं अवचेतन नियंत्रण। (Conscious and unconscious control)

प्रश्न राष्ट्रीय आय, उसके घटक एवं महत्व के बारे में लिखिए।

(Write about National income, its components and importance.)

उत्तर राष्ट्रीय आय (National Income) की परिभाषा

राष्ट्रीय आय किसी राष्ट्र की वास्तविक आय, जिसमें विदेशों से प्राप्त आय भी शामिल है, का वह भाग है जिसे मुद्रा से मापा जाता है।

राष्ट्रीय आय के घटक (Components of national income)

- कृषि एवं उसके उत्पाद (Agriculture and its products)
- उद्योग एवं खनिज उत्पाद (Industries and mineral products)।
- वाणिज्य सेवाएं (Financial services)
- विदेश से प्राप्त आय (Income from foreign)।
- सरकारी एवं घरेलू निजी नौकरी (Government and domestic private job)।
- प्रशासन एवं सुरक्षा सेवाएं (Administrative and defence services)
- कला एवं सांस्कृतिक क्रिया द्वारा उत्पन्न आय (Art and cultural activity generated income)।

राष्ट्रीय आय का महत्व (Importance of national income)

- राष्ट्र के जीवन स्तर की जानकारी रखना एवं तुलना करना।
- राष्ट्रीय विकास दर का संकेतक (indicators) प्रदान करना।
- यह राष्ट्र की समृद्धि का सूचक होता है।
- राष्ट्रीय अर्थव्यवस्था की संरचना मालूम करने में सहायता करना।
- राष्ट्रीय आय द्वारा देश की आर्थिक नीतियों का निर्माण करने में सहायता मिलती है।
- यह राष्ट्र में व्याप्त सामाजिक एवं आर्थिक कमियों को दूर करने में सहायता प्रदान करता है।
- राष्ट्र की अर्थव्यवस्था में हो रहे सकारात्मक एवं नकारात्मक बदलाव की जानकारी प्रदान करती है।
- राष्ट्र की आय, उस राष्ट्र के लोगों के जीवन स्तर का संकेतक होता है अतः इससे हमें राष्ट्र के लोगों के जीवन स्तर के बारे में जानकारी प्राप्त होती है।

MULTIPLE CHOICE QUESTIONS

1. **What enables a person to stand out distinct from others.**

निम्न में से क्या एक व्यक्ति को दूसरे व्यक्ति से अलग करता है।

    (a) Learning (जानकारी)

    (b) Emotion (भावना)

    (c) Personality (व्यक्तित्व)

    (d) Memory (स्मृति)

उत्तर (c) Personality (व्यक्तित्व)

2. **Respiratory drive comes under .... motive.**

श्वसन अभियान.........................उद्देश्य के तहत आता है।

    (a) Primary (प्राथमिक)

    (b) Secondary (द्वितीय)

    (c) Stimulus (प्रोत्साहन)

    (d) None of above (उपरोक्त कोई नहीं)

उत्तर (a) Primary (प्राथमिक)

3. **......................... is a form of marriage in which one woman is married to more than one man at a time.**

.....................विवाह का वह रूप है जिसमें एक महिला एक समय में एक से अधिक पुरूषों के साथ विवाह करती है।

    (a) Polygamy (बहुपत्नी विवाह)

    (b) Monogamy (एकल विवाह)

    (c) Polyandry (बहुपति विवाह)

    (d) Group marriage (समूह विवाह)

उत्तर (c) Polyandry (बहुपति विवाह)

4. **The condition in which a person experiences loss of memory is ....**

एक मानव की याददास्त में कमी का अनुभव .... है।

    (a) Paranoia (पैरानोईआ)

    (b) Amnesia (स्मृतिलोप)

    (c) Alopecia (एलोपेसिया)

    (d) Anorexia (एनोरेक्सिया)

उत्तर (b) Amnesia (स्मृतिलोप)

5. **Social system in which division of people is according to their status:**
सामाजिक व्यवस्था जिसमें लोगों की स्थिति के अनुसार उनका विभाजन होता है।
(a) Culture (सभ्यता)
(b) Class (श्रेणी)
(c) Caste (जाति)
(d) Tradition (परम्परा)
उत्तर (b) Class (श्रेणी)

6. **Father of modern sociology is:**
आधुनिक समाज शास्त्र के जनक हैं –
(a) Pavlov (पावलोव)
(b) Maciver and Page (मैकआईवर और पेज)
(c) Auguste Comte (अगस्त कोमटे)
(d) Freud (फ्रायड)
उत्तर (c) Auguste comte (अगस्त कोमटे)

7. **Which of the following is not a secondary group:**
निम्न में से कौन माध्यमिक समूह नहीं है–
(a) Trade union (श्रमिक संघ)
(b) Community (समुदाय)
(c) Club (क्लब)
(d) Family (परिवार)
उत्तर (d) Family (परिवार)

8. **Psychoanalytical theory is formulated by:**
साइकोएनालिटिकल सिद्धांत .... ने दिया है–
(a) Skinner (स्किनर)
(b) Pavlov (पावलोव)
(c) Sigmund Freud (सिगमंड फ्रायड)
(d) Thorndike (थार्नडाइक)
उत्तर (c) Sigmund Freud (सिगमंड फ्रायड)

9. **Formal social control consist of ....**
औपचारिक सामाजिक नियंत्रण के अन्तर्गत .... आता है।
(a) Mores (आचार विचार)
(b) Folkways (फोकवेज)
(c) Laws (कानून)
(d) Religion (धर्म)
उत्तर (c) Laws (कानून)

10.   **False sensory perception is ....**
असत्य संवेदनशील धारणाओं को .... कहा जाता है।
(a) Delusion (डिल्युशन)
(b) Hallucination (हैल्युसिनेशन)
(c) Illusion (इल्युशन)
(d) All of the above (उपरोक्त सभी)
उत्तर   (b) Hallucination (हैल्युसिनेशन)

11.   **The sum total of acquired dispositions of an individual is:**
एक व्यक्ति के अर्जित स्वभाव की कुल राशि है–
(a) Character (चरित्र)
(b) Personality (व्यक्तित्व)
(c) Emotion (जज्बात)
(d) Motivation (प्रेरणा)
उत्तर   (b) Personality (व्यक्तित्व)

12.   **The sense of power to make decision is:**
फैसला लेने के सेन्स आफॅ पावर को कहते हैं–
(a) Personality (व्यक्तित्व)
(b) Memory (मेमोरी)
(c) Attention (अटेन्शन)
(d) Will (इच्छा–शक्ति)
उत्तर   (d) Will (इच्छा–शक्ति)

13.   **Proficiency in the performance of a task is:**
एक कार्य के प्रदर्शन में प्रवीणता है–
(a) Emotion (जज्बात)
(b) Attention (ध्यान)
(c) Skill (कौशल)
(d) Adaptation (अनुकूल या अडाप्टेशन)
उत्तर   (c) Skill (कौशल)

14.   **A mental process in which we deal with thoughts and ideas actively:**
एक मानसिक प्रक्रिया जिसमें विचार और सोच को सक्रिय बनाते हैं–
(a) Hallucination (हलूसिनेशन)
(b) Perception (परसेप्शन)
(c) Dreaming (ड्रीमिंग)
(d) Thinking (थिंकिंग)
उत्तर   (d) Thinking (थिंकिंग)

15. **Loss of memory is called:**
स्मृति अर्थात मेमोरी की हानि को कहा जाता है–
(a) Perception (परसेप्शन)
(b) Amnesia (अम्नीशिया)
(c) Anesthesia (अनेस्थेसिया)
(d) Paresthesia (परस्थेसिया)
उत्तर (b) Amnesia (अम्नीसिया)

16. **Total income produced by the country is called:**
देश द्वारा उत्पादित कुल आय को कहा जाता है–
(a) Tax (टैक्स)
(b) Profit (लाभ)
(c) Total income (कुल आय)
(d) National income (राष्ट्रीय आय)
उत्तर (d) National income (राष्ट्रीय आय)

17. **Marriage of one man with one woman is called:**
एक महिला के साथ एक आदमी की शादी को कहा जाता है–
(a) Polygamy (पोलीगेमी)
(b) Group marriage (ग्रुप मैरिज)
(c) Monogamy (मोनोगेमी)
(d) Polyandry (पोलीएंड्री)
उत्तर (c) Monogamy (मोनोगेमी)

18. **The subject matter of the study of Sociology is:**
समाजशात्र के अध्ययन का विषय है–
(a) Sociology (सोशियोलोजी)
(b) Society (सोसाइटी)
(c) Psychology (साइकालोजी)
(d) Man (मैन)
उत्तर (b) Society (सोसाइटी)

19. **A unified system of beliefs and practices related to sacred things is:**
पवित्र चीजों के सापेक्ष विश्वासों और प्रथाओं की एकीकृत प्रणाली है–
(a) Religion (धर्म)
(b) Caste (जाति)
(c) Customs (परम्परा)
(d) Folkways (फाकवेज)
उत्तर (a) Religion (धर्म)

20. **Division of society into hierarchical segments is called:**
    पदानुक्रमित क्षेत्रों में समाज के विभाजन को कहा जाता है–
    (a) Migration (माइग्रेशन)
    (b) Religion (रिलीजियन)
    (c) Stratification (स्तरीकरण)
    (d) Separation (पृथक्करण)
    उत्तर (c) Stratification (स्तरीकरण)

21. **...................... is the capacity to retain and retrieve information.**
    सूचना या खबर को प्रतिधारण तथा पुनः प्राप्त करने के सामर्थ्य को कहते हैं–
    (a) Amnesia (स्मृतिलोप)
    (b) Memory (स्मृति)
    (c) Perception (अनुभूति)
    (d) Sensation (संवेदना)
    उत्तर (b) Memory (स्मृति)

22. **A moving dry leaf in the dark is perceived as a moving insect is an example of ....**
    अंधेरे में उड़ता हुआ सूखा पत्ता कीड़े सा प्रतीत होना .... का उदाहरण है।
    (a) Perception (अनुभूति)
    (b) Delusion (डिल्यूशन)
    (c) Illusion (इल्यूशन)
    (d) Hallucination (हेलुसिनेशन)
    उत्तर (c) Illusion (इल्यूशन)

23. **.................. is a learnt association between a stimulus and a response.**
    उद्दीपक तथा प्रतिक्रिया के बीच संबंध स्थापित करने को .... कहते हैं।
    (a) Counseling (परामर्श)
    (b) Cognition (संज्ञान)
    (c) Conditioning (अनुकूलन)
    (d) Capacity (सामर्थ्य)
    उत्तर (c) Conditioning (अनुकूलन)

24. **...................... classified groups into primary and secondary groups.**
    .... ने सामाजिक समूहों को प्राथमिक तथा द्वितीयक समूहों में वर्गीकरण किया।
    (a) CH Cooley (सी.एच कूले)
    (b) MacIver (मैकाईवर)

(c) Kingsley Davis (किंग्सले डेविस)

(d) ME Jones (एम.ई.जोन्स)

उत्तर (a) CH Cooley (सी.एच कूले)

25. **Student nurses has to make a number of __________ in order to work effectively with other people.**

दूसरों के साथ सफलतापूर्वक काम करने के लिए नर्सिंग छात्राओं को ज्यादा __________ करना पड़ता है।

(a) Application (आवेदन)

(b) Attention (ध्यान)

(c) Adjustment (सामंजस्य)

(d) Acceptance (स्वीकरण)

उत्तर (c) Adjustment (सामंजस्य)

26. **The process of sensing, attending and .... is called perception.**

संवेदन, अवधन तथा .... करने की प्रक्रिया को अनुभूति कहते हैं।

(a) Forgetting (विस्मरण)

(b) Motivating (प्रेरणा)

(c) Learning (जानकारी)

(d) Interpreting (प्रतिपादन)

उत्तर (d) Interpreting (प्रतिपादन)

27. **Which of the following enables a person to stand out distinct from others.**

निम्न में से क्या एक व्यक्ति को दूसरे व्यक्ति से अलग करता है–

(a) Habit (आदत)

(b) Intelligence (बुद्धिमता)

(c) Attention (ध्यान)

(d) Personality (व्यक्तित्व)

उत्तर (d) Personality व्यक्तित्व

28. **.................. is a form of marriage in which one woman is married to more than one man at a time.**

.... विवाह का रूप है जिसमें एक महिला एक समय में एक से अधिक पुरूषों के साथ विवाह करती है।

(a) Monogamy (एकल विवाह)

(b) Polygamy (बहुपत्नी विवाह)

(c) Polyandry (बहुपति विवाह)

(d) Group marriage (समूह विवाह)

उत्तर (c) Polyandry (बहुपति विवाह)

29.   **Father of modern sociology is ....**
      आधुनिक समाजशास्त्र के पिता .... हैं।
      (a) Pavlov (पेवलोव)
      (b) Maclever and Page (मेकाईवर और पेज)
      (c) Auguste Comte (ऑगस्त कॉम्टे)
      (d) Freud (फ्रॉयड)
उत्तर (c) Auguste Comte (ऑगस्त कॉम्टे)

30.   **.................... is the tendency of an organism to behave in the same way as it has behaved before.**
      एक जीव को पहले जैसा ही व्यवहार करने के झुकाव को .... कहते हैं।
      (a) Attention (ध्यान)
      (b) Observation (अवलोकन)
      (c) Perception (अनुभूति)
      (d) Habit (आदत)
उत्तर (d) Habit (आदत)

31.   **The condition in which a person is experiencing loss of memory.**
      (a) Paranoia
      (b) Amnesia
      (c) Alopecia
      (d) Repression
उत्तर (b) Amnesia

32.   **Who is considered as the father of psychology.**
      (a) Auguste Comte
      (b) Watson
      (c) Sigmund Freud
      (d) Wilhelm Wundt
उत्तर (d) Wilhelm Wundt

33.   **Which of the following enables a person to stand out distinct from others.**
      (a) Emotion
      (b) Personality
      (c) Learning
      (d) None of the above
उत्तर (b) Personality

34.   **A six year old girl start to wet her bed immediately after the birth of her brother who is given much affection & attention. Which of the adjustment mechanism is playing here.**
      (a) Identification
      (b) Repression

(c) Substitution
(d) None of the above

उत्तर (d) None of the above

35. **A 4-year old boy is struggling with whether to take a cookie out of a cookie jar without his mother's permission which of the Freud's personality structure is activated in this situation.**
(a) Id
(b) Ego
(c) Superego
(d) Id & Superego

उत्तर (d) Id & Superego

36. **When a person perceives a design on a wall as an animal, it is referred to as**
(a) Illusion
(b) Delusion
(c) Hallucination
(d) None of the above

उत्तर (a) Illusion

37. **The human population living within a geographic area and carrying a common interdependent life is called**
(a) Society
(b) Community
(c) Group
(d) None of the above

उत्तर (b) Community

38. **Which of the following is not a secondary group**
(a) Trade union
(b) Clubs
(c) City and Nation
(d) Family

उत्तर (d) Family

39. **Indian council of child welfare is established in which year.**
(a) 1950
(b) 1974
(c) 1952
(d) 1962

उत्तर (b) 1974

40. Social system in which there is division of people according to their status.
(a) Class
(b) Caste
(c) Culture
(d) Tradition

उत्तर (a) Class

41. मनोविज्ञान का अर्थ है .... का वैज्ञानिक अध्ययन।
Psychology is defined as the scientific study of
(a) मानसिक रोग (Mental disorder)
(b) मानसिक प्रतिक्रिया (Mental process)
(c) मानव संबंध (Human relationship)
(d) मानव एवं जानवर का व्यवहार (Human and animal behavior)

उत्तर (d) मानव एवं जानवर का व्यवहार (Human and animal behavior)

42. व्यक्ति की किसी प्रकार की क्रिया, भावना तथा विचार दूसरों द्वारा प्रभावित होते हैं, इस अध्ययन को कहते हैं—
The study of how a person's actions, feelings and thoughts are influenced by others.
(a) सामाजिक मनोविज्ञान (Social psychology)
(b) नैदानिक मनोविज्ञान (Clinical psychology)
(c) शैक्षणिक मनोविज्ञान (Educational psychology)
(d) स्वास्थ्य मनोविज्ञान (Health psychology)

उत्तर (a) सामजिक मनोविज्ञान (Social Psychology)

43. व्यवहार में कौन सी क्रिया आती है:
Behavior includes which of the following activities:
(a) मोटर (Motor)
(b) कोग्निटिव (Cognitive)
(c) अफैक्टिव (Affective)
(d) उपरोक्त सभी (All of the above)

उत्तर (d) उपरोक्त सभी (All of the above)

44. मनोविज्ञान का पिता .... को कहा जाता है।
.... **is the father of psychology.**
(a) सिग्मॉड फ्रायड (Sigmund Freud)
(b) विलियम जेम्स (William James)
(c) आवन पेवलाव (Ivan Pavlov)
(d) विलहम वॉन्ट (Wilhelm Wundt)

उत्तर (d) विलहम वॉन्ट (Wilhelm Wundt)

45. इनमें से मनोविज्ञान की वैज्ञानिक विधि है–
The scientific method of psychology is:
   (a) इन्ट्रोस्पेक्शन (Introspection)
   (b) अवलोकन (Observation)
   (c) प्रयोग विधि (Experimental method)
   (d) साक्षात्कार विधि (Interview method)
उत्तर (c) प्रयोग विधि (Experimental method)

46. इन्ट्रोस्पेक्शन का अर्थ है–
What is introspection.
   (a) स्वयं प्रेरणा (Self motivation)
   (b) स्वयं अवलोकन (Self observation)
   (c) स्वयं–रूचि (Self interest)
   (d) स्वयं–सीखना (Self learning)
उत्तर (b) स्वयं अवलोकन (Self observation)

47. वह वैज्ञानिक जो तनाव स्तर तथा व्यक्ति में उस तनाव को सहन करने की क्षमता का अध्ययन करता है उसे .... मनोविज्ञान कहते हैं।
Scientists who are most likely to study the relationship between stress level and individual's likelihood to contract it, is called .... psychologists.
   (a) काउंसलिंग (Counseling)
   (b) स्वास्थ्य (Health)
   (c) कार्गिनिटव (Cognitive)
   (d) विकासशील (Developmental)
उत्तर (a) काउंसलिंग (Counseling)

48. निम्नलिखित में से कौन सा कारक व्यक्ति के अवबोधन को प्रभावित करता है–
Which of the following factors influence an individual's perception:
   (a) प्रेरक एवं आवश्यकता (Motivation and needs)
   (b) सीखना (Learning)
   (c) व्यक्ति की मनोदशा (Person's mental state)
   (d) उपरोक्त सभी (All of the above)
उत्तर (d) उपरोक्त सभी (All of the above)

49. एक मनुष्य अवबोधन भूल, जो मानसिक रोगी में पायी जाती है–
A common type of perception error found in a psychotic patient is:
   (a) भ्रांति (Illusion)
   (b) मतिभ्रम (Hallucination)

    (c) भ्रम (Delusion)

    (d) विचारों का विकार (Thought disorder)

उत्तर (b) मतिभ्रम (Hallucination)

50. चेतना की एकाग्रता को एक वस्तु पर रखना .... कहलाता है।

Concentration of consciousness upon one object is called ....

    (a) अवलोकन (Observation)

    (b) संवेदना (Sensation)

    (c) ध्यान (Attention)

    (d) अवबोधन (Perception)

उत्तर (c) ध्यान (Attention)

51. वह स्थिति जिसमें किसी वस्तु पर ध्यान देने के लिए किसी विशेष प्रयास की आवश्यकता नहीं होती है उस ध्यान को .... कहते हैं।

Certain situation neither demand any effort or strike to catch our attention but we will attend to it, is .... attention.

    (a) ऐच्छिक (Voluntary)

    (b) अनैच्छिक (Involuntary)

    (c) आदतन (Habitual)

    (d) उपरोक्त कोई नहीं (None of the above)

उत्तर (c) आदतन (Habitual)

52. एक व्यक्ति जो काम में व्यस्त है, तेज आवाज सुनता है एवं तुरंत उस तरफ मुड़ता है, इसे .... ध्यान कहते हैं।

A person who is working, hears a loud sound and immediately attends to it, this is called .... attention.

    (a) ऐच्छिक (Voluntary)

    (b) अनैच्छिक (Involuntary)

    (c) आदतन (Habitual)

    (d) उपरोक्त कोई नहीं (None of the above)

उत्तर (a) ऐच्छिक (Voluntary)

53. एक ही समय पर दो कार्य एक साथ करना कहलाता है–

Attending to two or more tasks simultaneously is termed as:

    (a) Visual span of attention

    (b) Auditory span of attention

    (c) Division of attention

    (d) Variety of attention

उत्तर (c) Division of attention

54. एक चिरस्थाई व्यावहारिक परिवर्तन जो कि अनुभवों के कारण होता है–
    A relatively enduring behavior change brought about by an experience is called:
    (a) सीखना (Learning)
    (b) आदत (Habit)
    (c) वृद्धि (Growth)
    (d) उपरोक्त सभी (All the above)
    उत्तर (a) सीखना (Learning)

55. सीखने की प्रक्रिया
    The process of learning
    (a) समंजन सुधारती है (Improves adjustment)
    (b) कार्यक्षमता सुधारती है (Improves efficiency)
    (c) निरंतर है (Is continuous)
    (d) उपरोक्त सभी (All of the above)
    उत्तर (d) उपरोक्त सभी (All of the above)

56. इनमें से कौन सा कारक सीखने को बढ़ावा नहीं देता–
    Which of the following is a factor that is not conducive to learning:
    (a) बुद्धि (Intelligence)
    (b) प्रेरणा (Motivation)
    (c) ध्यान भंग करने वाली स्थिति (Distracting condition)
    (d) अच्छा शारीरिक स्वास्थ्य (Good physical health)
    उत्तर (c) ध्यान भंग करने वाली स्थिति (Distracting condition)

57. सीखने का परिणाम है–
    Learning results in:
    (a) स्थाई व्यवहार परिवर्तन (Permanent change in behaviour)
    (b) अपनी भावनाओं पर कमजोर नियंत्रण (Poor control of one's emotions)
    (c) निरंतर प्रेरणात्मक द्वन्द (Frequent motivational conflicts)
    (d) उपरोक्त सभी (All of the above)
    उत्तर (a) स्थाई व्यवहार परिवर्तन (Permanent change in behaviour)

58. आयवन पेवलाव ने प्रस्तावित किया–
    Ivan Pavlov proposed the concept of:
    (a) ओपरेन्ट कंडीशनिंग (Operant conditioning)
    (b) क्लासिकल कंडीशनिंग (Classical conditioning)
    (c) ट्रायल एवं गलती कर सीखना (Learning by trial and error)
    (d) इन्साइट द्वारा सीखना (Learning by insight)
    उत्तर (b) क्लासिकल कंडीशनिंग (Classical conditioning)

59. बी. एफ. स्किनर ने प्रस्तावित किया–
    BF Skinner proposed the concept of:
    (a) ओपरेन्ट कंडीशनिंग (Operant conditioning)
    (b) क्लासिकल कंडीशनिंग (Classical conditioning)
    (c) ट्रायल एवं गलती कर सीखना (Learning by trial and error)
    (d) इन्साइट द्वारा सीखना (Learning by insight)
उत्तर (a) ओपरेन्ट कंडीशनिंग (Operant conditioning)

60. पुरस्कार जो जैविक आवश्यकताओं को पूर्ण करते हैं उन्हें .... कहते हैं।
    Rewards that satisfy a biological need are called ....
    (a) सकारात्मक संबलन (Positive reinforcement)
    (b) नकारात्मक संबलन (Negative reinforcement)
    (c) द्वितीयक संबलन (Secondary reinforcement)
    (d) प्राथमिक संबलन (Primary reinforcement)
उत्तर (d) प्राथमिक संबलन (Primary reinforcement)

61. ट्रायल एवं गलती को प्रस्तावित किया–
    Trial and error was proposed by:
    (a) एरिकसन (Erikson)
    (b) पेवलाव (Pavlov)
    (c) थ्रोनडिक (Thorndike)
    (d) स्किनर (Skinner)
उत्तर (c) थ्रोनडिक (Thorndike)

62. अल्पकालीन स्मृति को कहते हैं–
    Short-term memory is also called ....
    (a) एनकोडिंग (Encoding)
    (b) संग्रहण (Storage)
    (c) पुनःप्राप्ति (Retrieval)
    (d) कल्पनाशक्ति (Imagination)
उत्तर (b) संग्रहण (Storage)

63. दीर्घकालिक स्मृति .... दिनों तक रहती है।
    Long term memory may last for ....
    (a) दिन (Days)
    (b) महीना (Months)
    (c) साल (Years)
    (d) उपरोक्त सभी (All the above)
उत्तर (d) उपरोक्त सभी (All the above)

64. किसी घटना के बाद तुरंत उसे याद कर लेना .... स्मृति होती है।
A memory which helps as individual to recall something a split second after having perceived it is called ....
(a) अल्पकालीन स्मृति (Short term memory)
(b) दीर्घकालिक स्मृति (Long term memory)
(c) सेंसरी स्मृति (Sensory memory)
(d) विलंबित स्मृति (Delayed memory)
उत्तर (b) दीर्घकालिक स्मृति (Long term memory)

65. इनमें से कौन सा स्मृति जाँचने में काम आता है–
Which of the following is a measure of memory:
(a) स्मरण (Recall)
(b) पहचान (Recognition)
(c) दोहराना (Repetition)
(d) पंजीकरण (Registration)
उत्तर (a) स्मरण (Recall)

66. आधुनिक स्मृति के केन्द्र है–
Centre for recent memory is:
(a) टेम्पोरल लोब (Temporal lobe)
(b) पराइटल लोब (Parietal lobe)
(c) हिप्पोकैम्पस (Hippocampus)
(d) थैलेमस (Thalamus)
उत्तर (c) हिप्पोकैम्पस (Hippocampus)

67. आंशिक या पूर्ण स्मरण शक्ति की हानि को कहते हैं–
Partial or complete loss of memory is called ....
(a) एग्नोशिया (Agnosia)
(b) एटेक्शिया (Ataxia)
(c) एम्नीशिया (Amnesia)
(d) भूलना (Forgetting)
उत्तर (c) एम्नीशिया (Amnesia)

68. सोचने में शामिल है–
Thinking involves:
(a) ईड, ईगो, सुपरईगो (Id, ego, superego)
(b) रिसेप्टर, कनेक्टर, इफैक्टर (Receptors, connectors, effectors)
(c) दोनों (a) एवं (b) (Both a and b)
(d) इनमें से कोई नहीं (None of the above)
उत्तर (b) रिसेप्टर, कनेक्टर, इफैक्टर (Receptors, connectors, effectors)

69. वह बोध क्रिया जिसकी विशेषता होती है स्थिति या वस्तु को संकेतों द्वारा प्रस्तुत करना—

A cognitive process which is characterized by the use of symbol as representations of objects and events:

(a) अवबोधन (Perception)

(b) सीखना (Learning)

(c) सोचना (Thinking)

(d) स्मरण शक्ति (Memory)

उत्तर (c) सोचना (Thinking)

70. वह सोच जो जटिल समस्याओं का उपाय करती है, वह है—

Thinking which aims at solving complex problem is:

(a) अवबोधन सोच (Perceptual thinking)

(b) परावर्तन सोच (Reflective thinking)

(c) ठोस सोच (Abstract thinking)

(d) क्रियात्मक सोच (Creative thinking)

उत्तर (b) परावर्तन सोच (Reflective thinking)

71. तर्क विचार एक स्टेप अनुसार सोच है जो .... से संबंधित है।

Reasoning is the stepwise thinking with ....

(a) कल्पनाशक्ति (Imagination)

(b) उद्देश्य (Purpose)

(c) नियम (Law)

(d) दोनों (a) एवं (b)

उत्तर (b) उद्देश्य (Purpose)

72. IQ का पूरा नाम हैं

IQ stands for......................

(a) International quotient

(b) Intelligence quotient

(c) Intelligent quotient

(d) None of the above

उत्तर (b) Intelligence quotient

73. औसतन IQ होता है—

The average IQ range is:

(a) 90–110

(b) 80–90

(c) 70–80

(d) 70 से कम (Below 70)

उत्तर (a) 90–110

74 यदि कालानुक्रम आयु तथा मानसिक आयु बराबर है तो IQ होगा–
When the mental age and chronological age is same, then IQ is:
(a) 95
(b) 98
(c) 110
(d) 100

उत्तर (d) 100

75. बुद्धिमता को प्रभावित करने वाला कारक हैं–
Intelligence is influenced by:
(a) वंशानुगत कारक (Hereditary factor)
(b) वातावरण कारक (Environmental factor)
(c) जैविक कारक (Organic factor)
(d) दोनों (a) एवं (b) (Both a & b)

उत्तर (d) दोनों (a) एवं (b) (Both a & b)

76. जब बुद्धिमता की जाँच में कोई भाषा प्रयोग न हो तो उस टेस्ट को कहते हैं–
When no language is used in an intelligence test it is called
(a) प्रदर्शन टेस्ट (Performance test)
(b) अप्रदर्शन टेस्ट (Non-performance test)
(c) मौखिक टेस्ट (Verbal test)
(d) इनमें से कोई नहीं (None of the above)

उत्तर (a) प्रदर्शन टेस्ट (Performance test)

77. मंदबुद्धि का कारण है–
Mental retardation is caused due to:
(a) जन्म के दौरान भौतिक क्षति (Physical hazards at birth)
(b) दुर्घटनावश सिर की क्षति (Accidental head injury)
(c) मस्तिष्क में संक्रमण (Brain infection)
(d) उपरोक्त सभी (All of the above)

उत्तर (d) उपरोक्त सभी (All of the above)

78. वह प्रेरक जिनको पूरा करना जीवन के लिए अनिवार्य है, वह हैं–
Motives whose satisfaction is essential for life are called:
(a) प्राथमिक प्रेरक (Primary motives)
(b) द्वितीयक प्रेरक (Secondary motives)
(c) अतिरिक्त प्रेरक (Accessory motives)
(d) उपरोक्त सभी (All of the above)

उत्तर (a) प्राथमिक प्रेरक (Primary motives)

79. वह व्यक्ति जो कैरियर में सफलता प्राप्त करने के लिए संघर्ष करता है वह अपने .... प्रेरक को पूर्ण कर रहा है।

An individual who is fighting to climb the career ladder is striving to satisfy his.........................

(a) प्राथमिक प्रेरक (Primary motives)

(b) व्यक्तिगत प्रेरक (Personal motives)

(c) जैविक प्रेरक (Biological motives)

(d) द्वितीयक प्रेरक (Secondary motives)

उत्तर (b) व्यक्तिगत प्रेरक (Personal motives)

80. मासलॉ के अनुसार, व्यक्ति की सबसे उच्च स्तरीय आवश्यकता है–

According to Maslow, which of the following is the highest order need...........

(a) एस्टीम (Esteem)

(b) शरीर क्रिया संबंधित आवश्यकता (Physiological needs)

(c) सुरक्षा (Safety)

(d) लगाव (Belongingness)

उत्तर (a) एस्टीम (Esteem)

81. शरीर की वह प्रतिक्रिया जो निरंतर शरीर के आंतरिक तापमान को एकसार बनाए रखती है –

The body's tendency to maintain a constant internal environment is called ....

(a) थर्मोस्टेट (Thermostat)

(b) होम्योस्टेसिस (Homeostasis)

(c) आवश्यकता (Need)

(d) आक्रामकता (Aggression)

उत्तर (b) होम्योस्टेसिस (Homeostasis)

82. एक प्रेरक का दूसरे प्रेरक द्वारा विरोध .... होता है।

Opposition of one motive by other motive results in ....

(a) सेट (Set)

(b) आदत (Habit)

(c) द्वन्द (Conflict)

(d) सायकोसिस (Psychosis)

उत्तर (c) द्वन्द (Conflict)

83. वह अवस्था जब प्रेरक में बाधा उत्पन्न होती है उसे कहते हैं–

A state that results when a motive is blocked is referred as:

(a) मानसिक द्वन्द (Mental conflict)

(b) सामान्य तनाव (General tension)

    (c) सायकोसिस (Psychosis)

    (d) इनमें से कोई नहीं (None of the above)

उत्तर (a) मानसिक द्वन्द (Mental conflict)

84. जनरल एडेप्टेशन सिंड्रोम की व्याख्या की है–

The general adaptation syndrome (GAS) was described by:

    (a) हान्स स्लाय (Hans Selye)

    (b) हॉल (Hull)

    (c) जिराल्ड कपलान (Gerald Caplan)

    (d) कार्ल रोजर्स (Carl Rogers)

उत्तर (a) हान्स स्लाय (Hans Selye)

85. GAS प्रतिक्रिया है .... की।

GAS is a response to

    (a) बुद्धिमता की कमी (Poor intelligence)

    (b) गलत अवबोधन (Wrong perception)

    (c) तनाव (Stress)

    (d) पोषण की कमी (Poor nutrition)

उत्तर (c) तनाव (Stress)

86. तनावयुक्त काम के बाद घर आकर पिता बच्चे पर गुस्सा निकालता है, इसे .... कहते हैं।

After a stressful day at work, a father comes home and yells at this children for minor mistake is an example of ....

    (a) दमन (Repression)

    (b) तर्कसंगत व्याख्या (Rationalization)

    (c) प्रक्षेपण (Projection)

    (d) स्थानांतरण (Displacement)

उत्तर (d) स्थानांतरण (Displacement)

87. निम्नलिखित में से कौन सी क्रिया तनाव कम करती है–

Which of the following activity aimed at reducing anxiety?

    (a) व्यायाम (Exercise)

    (b) योगा (Yoga)

    (c) ध्यान (Meditation)

    (d) उपरोक्त सभी (All the above)

उत्तर (d) उपरोक्त सभी (All the above)

88. प्रवृत्ति ....

Attitudes are ....

    (a) जन्म से होती हैं (Innate)

    (b) को सीखा नहीं जाता (Unlearned)

(c) अभिगृहीत होती है (Acquired)

(d) इनमें से कोई नहीं (None of the above)

उत्तर (c) अभिगृहीत होती है (Acquired)

89. प्रवृत्ति के विकास में मुख्य भूमिका निभाने वाला कारक है–

Factors which plays an important role in development of attitudes

(a) वंशानुगत (Heredity)

(b) वातावरण (Environment)

(c) स्वास्थ्य (Health)

(d) रोग (Illness)

उत्तर (b) वातावरण (Environment)

90. टोडलर के लिए मूलभूत भावनात्मक कार्य होता है–

The basic emotional task for the toddler is

(a) विश्वास (Trust)

(b) पहचान (Identification)

(c) आत्मनिर्भरता (Independence)

(d) उपरोक्त सभी (All the above)

उत्तर (c) आत्मनिर्भरता (Independence)

91. कुंठा को सहन करने की क्षमता उदाहरण है .... के कार्य का।

The ability to tolerate frustration is an example of one of the function of the.........

(a) ईड (Id)

(b) ईगो (Ego)

(c) सुपरईगो (Superego)

(d) अचेतना (Unconsciousness)

उत्तर (b) ईगो (Ego)

92. .... ने सायकोएनालिटिक थ्योरी दी थी।

.... given psychoanalytic theory.

(a) एरिक एरिकसन (Erik Erikson)

(b) ऐल्फ्रेड एडलर (Alfred Adler)

(c) सिग्मॉड फ्रायड (Sigmund Frued)

(d) कार्ल जंक (Carl Junk)

उत्तर (c) सिग्मॉड फ्रायड (Sigmund Frued)

93. एण्डोमोर्फिक, मीसोमोर्फिक तथा एक्टोमोर्फिक व्यक्तित्व का वर्गीकरण .... ने किया।

Classification of endomorphic, mesomorphic and ectomorphic personality is proposed by:

(a) हिप्पोक्रेट (Hippocrates)

(b) ई क्रेशमर (E-Kretschmer)

(c) शेल्डन (Sheldon)

(d) जुंग (Jung)

उत्तर (b) ई क्रेशमर (E-Kreschmer)

94. मानसिक रूप से स्वस्थ व्यक्ति की एक विशेषता है–

One of the characteristic of a mentally healthy individual is:

(a) समंजन की क्षमता (Ability to adjust)

(b) क्रोध नियंत्रण की क्षमता (Ability to control anger)

(c) साहसी होने की क्षमता (Ability to be courageous)

(d) दूसरों की चिंता (Genuine concern towards others)

उत्तर (a) समंजन की क्षमता (Ability to adjust)

95. प्राथमिक रोकथाम का मुख्य उद्देश्य है–

The main aim of primary prevention is:

(a) विकार की अवधि को कम करना (Decreasing duration of disorder)

(b) मानसिक रोगों की घटना कम करना (Reducing the incidence of mental illness)

(c) मानसिक रोगों द्वारा क्षीणता को कम करना (Reducing the impairment of mental illness)

(d) मानसिक रोगों की जटिलता को कम करना (Reducing complication of mental health)

उत्तर (b) मानसिक रोगों की घटना कम करना (Reducing the incidence of mental illness)

96. 'आदमी एक सामाजिक पशु है' किसने कहा–

Man is a social animal' is a statement by:

(a) प्लेटो (Plato)

(b) क्रिस्टो (Cristo)

(c) एरिस्टोटल (Aristotle)

(d) स्पेन्सर (Spencer)

उत्तर (c) एरिस्टोटल (Aristotle)

97. समाजशास्त्र अध्ययन है .... का।

Sociology is the study of ....

(a) मानव व्यवहार (Human behavior)

(b) सामाजिक–राजनैतिक संस्था (Sociopolitical institution)

(c) समाज (Society)

(d) राजनैतिक तंत्र (Political system)

उत्तर (b) सामाजिक– राजनैतिक संस्था (Sociopolitical institution)

98. **इनमें से कौन सी संस्कृति की विशेषता है–**
Which of the following is a characteristic of culture:

(a) यह सीखी जाती है (Culture is learnt)

(b) यह एक ईश्वरीय संरचना है (It is a divine creation)

(c) यह धार्मिक एवं नैतिक है (This is religious and ethical)

(d) यह मनुष्य के जीवन को सहज बनाती है (It makes man's life comfortable)

उत्तर (a) यह सीखी जाती है। (Culture is learnt)

99. **निम्नलिखित में से कौन सा वाक्य सही है–**
Which of the following statement is true:

(a) संस्कृति एवं सभ्यता एक दूसरे पर निर्भर है (Culture and civilization are interdependent)

(b) संस्कृति एवं सभ्यता पारस्परिक है (Culture and civilization are interactive)

(c) संस्कृति एवं सभ्यता में कोई सामानता नहीं है। (Culture and civilization are poles apart)

(d) इनमें से कोई नहीं। (None of the above)

उत्तर (a) संस्कृति एवं सभ्यता एक दूसरे पर निर्भर है। (Culture and civilization are interdependent)

100. **संस्कृति मनुष्य के लिए आवश्यक है क्योंकि –**
Culture is important for an individual because

(a) यह उसे इन्सान बनाती है (It makes him a human being)

(b) यह उसे पूर्वजों से मिलाती है (It unites him with his ancestors)

(c) यह उसे समाज में रहने के तरीके सिखाती है (It provides him means of social living)

(d) यह जीविका कमाने में सहयोग करती है (It helps him earn his livelihood)

उत्तर (c) यह उसे समाज में रहने के तरीके सिखाती है (It provides him means of social living)

101. **घनिष्ठ, स्वभाविक, आमने सामने का व्यवहार इस समूह में होता है–**
The spontaneous, face to face interaction takes place in a

(a) कॉपरेटिव समूह (Cooperative group)

(b) प्राथमिक समूह (Primary group)

(c) मॉडल समूह (Model group)

(d) संदर्भ समूह (Reference group)

उत्तर (b) प्राथमिक समूह (Primary group)

102. सामाजिक प्रतिक्रिया होती है जब–
A social process takes place when there is:

(a) एकीकरण (Integration)

(b) स्पर्धा (Competition)

(c) समावेश (Assimilation)

(d) इनमें से कोई नहीं (None of these)

उत्तर (c) समावेश (Assimilation)

103. जनसंख्या वृद्धि का परिणाम हो सकता है–
Population increase may cause:

(a) बिजली एवं पानी की कमी (Shortage of electricity and water)

(b) रहने के घर की कमी (Shortage of housing)

(c) अस्पताल एवं स्कूलों में भीड़ (Overcrowding in hospitals and schools)

(d) उपरोक्त सभी (All the above)

उत्तर (d) उपरोक्त सभी (All the above)

104. जनसंख्या वृद्धि के कारण सभी हैं सिवाय–
The reason for over population is all except:

(a) मृत्यु दर में कमी (Decline in death rate)

(b) महामारी का नियंत्रण (Control of epidemic)

(c) उच्च शिशु मृत्यु दर (High infant mortality rate)

(d) शिक्षा (Education)

उत्तर (c) उच्च शिशु मृत्यु दर (High infant mortality rate)

105. एक्जोगेमी का अर्थ हैं–

Exogamy is ....

(a) समूह से बाहर विवाह (Marriage outside the group)

(b) समूह के अन्दर विवाह (Marriage within the group)

(c) प्रयोगात्मक विवाह (Experimental marriage)

(d) इनमें से कोई नहीं (None of the above)

उत्तर (a) समूह से बाहर विवाह (Marriage outside the group)

106. जब व्यक्ति अपनी जाति में विवाह करता है तो उस नियम को कहते हैं–
The rule that one must marry within one's own caste is called:

(a) हाइपोगैमी (Hypogamy)

(b) हाइपरगैमी (Hypergamy)

(c) एण्डोगैमी (Endogamy)

(d) एक्सोगैमी (Exogamy)

उत्तर (c) एण्डोगैमी (Endogamy)

107. **पालीऐन्ड्री विवाह वह विवाह है जिसमें–**
Polyandry is the form of marriage which implies:

(a) एक स्त्री का कई पुरूषों से विवाह (One woman marries several men)

(b) एक स्त्री एक पति (One woman has one husband)

(c) एक स्त्री का विवाह एक पुरूष तथा उसके भाई से (One woman marriage one man and his brother)

(d) एक स्त्री का अस्थाई रूप से पुरूष के साथ रहना (A woman living temporarily with a man)

उत्तर (a) एक स्त्री का कई पुरूषों से विवाह (One woman marries several man)

108. **सामाजिक स्तरीकरण का अर्थ है –**
Social stratification means.

(a) समाज का जाति के आधार पर वर्गीकरण (Classification of society on the basis of caste)

(b) आर्थिक स्थिति के आधार पर वर्गीकरण (Classification based on economic condition)

(c) ताकत के आधार पर वर्गीकरण (Classification based on power)

(d) समूह की उपस्थिति (Existence of group)

उत्तर (a) समाज का जाति के आधार पर वर्गीकरण (Classification of society on the basis of caste)

109. **इनमें से क्या ग्रामीण अर्थव्यवस्था में सहयोग नहीं करता–**
Which of the following dose not contribute to rural economy:

(a) कुटीर उद्योग (Cottage industry)

(b) पशु पालन (Animal husbandry)

(c) अच्छे उपकरणों की उपलब्धता (Availability of better equipment)

(d) ब्याज पर पैसा देना (Private money lending practice)

उत्तर (d) ब्याज पर पैसा देना (Private money lending practice)

110. **निम्नलिखित में से कौन सी संस्था है–**
Which one is an institution:

(a) परिवार (Family)

(b) राज्य (State)

(c) पार्टी तंत्र (Party system)

(d) उपरोक्त सभी (All the above)

उत्तर (d) उपरोक्त सभी (All the above)

FILL IN THE BLANKS

1. Father of Psychology is ....
   मनोविज्ञान के जनक हैं ....

उत्तर Wilhelm Wundt (विलहम वॉन्ट)

2. A tendency of an organism to behave in a same way as it has behaved before is ....
   पहले जैसा व्यवहार किया है उसी तरह से पुनः व्यवहार करने की एक जीव की प्रकृति को .... कहते हैं।

उत्तर Habit (आदत)

3. .... is the basic unit of Sociology.
   समाजशास्त्र की प्राथमिक इकाई है ....

उत्तर Family (परिवार)

4. Formula of intelligent quotient is ....
   इंटेलिजेन्ट कोसेन्ट का फार्मूला है...

उत्तर $I.Q = \dfrac{MA}{CA} \times 100$ $\qquad\qquad I.Q = \dfrac{\text{मानसिक आयु}}{\text{शारीरिक आयु}} \times 100$

5. The property which a woman brings with her or is given to her at the time of marriage is ....
   एक महिला द्वारा शादी के समय लायी गयी या पायी गयी सम्पत्ति को .... कहते हैं।

उत्तर Dowry (दहेज)

6. Permanent or temporary loss of the ability to recall or recognize something learned earlier is...
   पहले से सीखे हुए को स्थाई या अस्थाई रूप से याद करने की क्षमता के नुकसान को .... कहते हैं।

उत्तर Amnesia (एम्नीशिया)

7. Trade union is a .... group.
   श्रमिक संघ एक .... समूह है।

उत्तर Secondary (द्वितीयक)

8. .... is the proficiency in performing a task.
   एक कार्य को अच्छी तरह से करने की क्षमता को .... कहते हैं।

उत्तर Skill (कौशल)

9. Anthropology is the study of ....
   मानव विज्ञान .... का अध्ययन है।

उत्तर Human kind (Past and present) मानव के वर्तमान एवं भूतकाल का

10. Intellectualization is a ....

    Intellectualization एक .... है।

उत्तर Defense (रक्षात्मक विधि)

11. Failure to recall a fact is ....

    एक तथ्य को याद करने की विफलता है ....

उत्तर Forgetting (भूलना)

12. Complete inability to respond to sensory stimuli is ....

    पूर्ण संवेदी स्टीमुली करने के प्रति पूर्ण असमर्थता है ....

उत्तर AGNOSIA (एगनोसिया)

13. The individual has devices for protecting himself from psychological dangers and distress. These devices are known as ....

    व्यक्ति खुद को मनोवैज्ञानिक खतरों और संकट की रक्षा के लिए जिन उपकरणों को प्रयोग करता है उन्हें .... के रूप में जाना जाता है।

उत्तर Defense mechanism (रक्षात्मक विधि)

14. Irrational fear of specific object or situation is ....

    विशिष्ट वस्तु या स्थिति का तर्कहीन डर है ....

उत्तर Phobia (फोबिया)

15. Attitude that are accompanied by strong feeling and tones are called ....

    वह दृष्टिकोण जिसमें मजबूत फीलिंग एवं टोन्स हो, उनको कहा जाता है ....

उत्तर Emotion (भावना)

16. Anthropology is the study of ....

    मानव विज्ञान का अध्ययन है ....

उत्तर Human past and present (मानव के वर्तमान एवं भूतकाल का)

17. The human population living within a geographical area and carrying a common interdependent life is called ....

    मानव आबादी एक भौगोलिक क्षेत्र के भीतर रहने वाले और एक सामान्य जीवन में एक–दूसरे पर आश्रित होने को कहा जाता है ....

उत्तर Community (समुदाय)

18. Social system in which division of people is according to their status is ....

    सामाजिक व्यवस्था में उनकी स्थिति के अनुसार लोगों के विभाजन को .... कहा जाता है।

उत्तर Class (वर्ग)

19. Marriage within the community means ....
समुदाय के अन्दर शादी का मतलब है ....

उत्तर Endogamy (एण्डोगैमी)

20. The basic unit of the society is ....
समाज की बुनियादी इकाई है ....

उत्तर Family (परिवार)

21. According to MacIver and Page .... is a web of relation.
मैकाईवर व पेज ने .... को संबंधों का मकड़जाल कहा है।

उत्तर Society (समाज)

22. In a social system division of people according to their status is ....
समाज व्यवस्था में पदवी के अनुसार व्यक्तियों के विभाजन को .... कहते हैं।

उत्तर Class (क्लास)

23. .... is extremely useful to plan and control family income and expenses of the family.
.... परिवार की आय की योजना बनाने एवं खर्चों पर नियंत्रण करने के लिए महत्वपूर्ण हैं।

उत्तर Budget (बजट)

24. General Sociology is a branch or specialization of...
सामान्य समाजशास्त्र .... की एक शाखा या विशेषीकरण हैं।

उत्तर Sociology

25. Blaming others for his unsuccessfulness is known as ....
अपनी असफलताओं के लिए दूसरों को उत्तरदायी ठहराने को .... कहते हैं।

उत्तर Projection (प्रक्षेपण)

26. Behaviour which is against society is known as ....
समाज विरोधी व्यवहार को .... कहते हैं।

उत्तर Antisocial (असामाजिक)

27. .... is the basic unit of society.
समाज की मूल इकाई .... है।

उत्तर Family (परिवार)

28. .... is the process by which an organism makes himself suitable to live in a particular environment.

.... एक प्रक्रिया जिसमें एक जीव अपने के विशेष वातावरण के योग्य बनाता है।

उत्तर Adjustment (समायोजन)

29. The formula of intelligence Quotient is .... × 100.

बुद्धि लब्धि ज्ञात करने का सूत्र .... × 100 है।

उत्तर $I.Q = \dfrac{MA}{CA} \times 100$ $I.Q = \dfrac{\text{मानसिक आयु}}{\text{शारीरिक आयु}} \times 100$

30. Loss of memory is called ....

याद्दाश्त खत्म हो जाने को .... कहते हैं।

उत्तर Amnesia (एम्नीशिया)

31. The most widely used intelligence test is ....

उत्तर IQ

32. ....consist of remembering what has been previously learned.

उत्तर Recall

33. The development Psychology is also called as ....

उत्तर Human development

34. ....is a force that initiates, sustains & directs the activity of an organism

उत्तर Motive

35. ....is considered as father of modern Sociology.

उत्तर Auguste Comte

36. ....is a form of adjustment mechanism in which our socially undesirable activities are redirected into socially desirable channels.

उत्तर Sublimation

37. ....is a process of acquiring fitness to live in a given environment.

उत्तर Adaptation

38. ....is a form of marriage in which one woman is married to more than one man at a time.

उत्तर Polyandry

39. ....is a more complexive affective experience in which the whole organism is stirred up.

उत्तर Emotion

40. .... is a collection of human being in interaction.

उत्तर Group

41. Father of Psychology ....

मनोविज्ञान के पिता...

उत्तर Wilhelm Wundt

42. Per capita income ....

प्रति व्यक्ति आय ....

उत्तर is average income per person

43. Psychology is the study of ....

मनोविज्ञान .... का अध्ययन है।

उत्तर Human behaviour (मानव व्यवहार)

44. .... is the cause of maladjustment.

असमायोजन का कारण है ....

उत्तर Stress (तनाव)

45. Intelligence test ....

बुद्धिमता परीक्षण ....

उत्तर is IQ

46. ....मनोविज्ञान, व्यवहार की भौतिक वातावरण से संबंध की व्याख्या करता है।

....Psychology describes the relationship of physical environment with behavior.

उत्तर जियो (Geo)

47. मुख्य अवबोधन गलती जो सामान्यतः मानसिक रोगियों में पायी जाती है वह है...

A common type of perceptual error found in a psychotic patient is ....

उत्तर मतिभ्रम (Hallucination)

48. चेतना द्वारा प्रयास कर किसी वस्तु पर ध्यान लगाने को .... ध्यान कहते हैं।

.... attention demands the conscious effort on the subject.

उत्तर ऐच्छिक (Voluntary)

49. एक चिरस्थाई व्यावहारिक परिवर्तन, जो अनुभव द्वारा बदलाव लाता है उस प्रक्रिया को .... कहते हैं।

A relatively permanent behavioral change thought about by an experience is called...

उत्तर सीखना (Learning)

50. ....ने क्लासिकल कंडीशनिंग को प्रस्तावित किया।

.... proposed classical conditioning.

उत्तर आयवन पेवलाव (Ivan pavlov)

51. बी.एफ. स्किनर द्वारा प्रस्तावित अवधारणा है...

BF Skinner proposed the concept of ....

उत्तर ओपरेंट कंडीशनिंग (Operant conditioning)

52. किसी विषय वस्तु को स्मरण करना ....का माप है।

Recall is the measure of ....

उत्तर स्मृति (Memory)

53. स्मृति का आंशिक या पूर्ण रूप से खोना .... कहलाता है।

Partial or complete loss of memory is called ....

उत्तर एम्नीशिया (Amnesia)

54. मनोविज्ञान में मनुष्य के .... का अध्ययन किया जाता है।

Psychology is the study of human...

उत्तर व्यवहार (Behavior)

55. .... को मनोविज्ञान का पिता कहा जाता है।

.... is known as father of Psychology.

उत्तर विलहेम वुन्ड (Wilhelm Wundt)

56. भूख एक .... प्रेरक है।

Hunger is a .... motive.

उत्तर जैविक (Biological)

57. .... एक आंतरिक शक्ति है जो किसी व्यक्ति की क्रियाओं को निर्धारित करती है।

.... is an internal force that determine the activity of an individual.

उत्तर प्रेरणा (Motivation)

58. व्यक्ति की वह समर्थता जिसके द्वारा वह अपने वातावरण से सामन्जस्य स्थापित करता है उसे .... कहते हैं।

The ability of a person to adapt to his environment is called ....

....

उत्तर समायोजन (Adjustment)

59. किसी इच्छा या आवश्यकता के पूरा न होने पर जो भावनात्मक तनाव उत्पन्न होता है उसे .... कहते है।

Emotional tension resulting from the incomplete desire or needs is called ....

उत्तर कुण्ठा (Frustration)

60. .... वह अवस्था है जिसमें मानसिक संभ्रम होता है।

.... is a condition which gives rise to mental confusion.

उत्तर अन्तर्द्वंद (Conflict)

61. अपनी असफलताओं के लिए दूसरों को जिम्मेदार बनाना .... विधि कहलाती है।

Method of blaming other for own unsuccessfulness is known as ....

उत्तर प्रक्षेपण (Projection)

62. .... वह व्यवहार है जो बार–बार दोहराने से स्वचालित हो जाता है।

.... is the name given to behavior which, so after repeated becomes to be automatic.

उत्तर आदत (Habit)

63. .... उन वस्तुओं का वर्गीकरण है जिनमें समान विशेषताएँ होती हैं।

.... are categorizations of objects that share common properties.

उत्तर अवधारणा (Concept)

64. IQ का पूरा नाम है........................

IQ stands for ....

उत्तर Intelligence quotient

65. .... जाँच व्यक्ति की किसी विशेष क्षेत्र में सक्षमता के लिए की जाती है।

.... tests predicts a person's ability is a specific area.

उत्तर एप्टिट्यूट (Aptitude)

66. .... प्रेरकों की संतुष्टि जीवन के लिए आवश्यक होती है।

.... motives satisfaction is essential for life.

उत्तर प्राथमिक (Primary)

67. वह व्यक्ति जो अपनी संपत्ति बढ़ाने के लिए कार्य करता है वह अपने .... प्रेरक को संतुष्ट करने के लिए ऐसा करता है।

A person who works hard to increase his wealth is satisfying his .... motive.

उत्तर व्यक्तिगत (Personal)

68. .... वह स्थिति है जो प्रेरक में बाधा आने से उत्पन्न होती है।

.... is a state what results when a motive is blocked.

उत्तर मानसिक द्वन्द (Mental conflict)

69. .... अंग शरीर में GAS को प्रारंभ करती है।

    .... organ in the body which triggers GAS.

उत्तर हाइपोथेलेमस (Hypothalamus)

70. जब व्यक्ति अपने अस्वीकार्य यौन इच्छाओं को सामाजिक रूप से स्वीकार्य व्यवहार में परिवर्तित करता है उसे .... कहते हैं।

    .... is a defense mechanism in which a person channel unacceptable sexual desires into socially approved behavior.

उत्तर उदात्तीकरण (Sublimation)

71. वह विकार जो अत्यधिक तनाव के कारण होते हैं उन्हें .... कहते हैं।

    Disorder that occur due to severe stress are called ....

उत्तर Psycho-physiological disorder.

72. .... वह प्रतिक्रिया है जो चुनौतीपूर्ण या खतरनाक स्थिति में उत्पन्न होती है।

    .... is defined as a response to challenging or threatening events.

उत्तर तनाव (Stress)

73. सुपरईगो का दूसरा नाम है....................................

    Another term for superego is ....

उत्तर चेतना (Conscious)

74. इन्ट्रोवर्ट एवं एक्सट्रोवर्ट प्रकार के व्यक्तित्व का वर्गीकरण .... ने किया

    Classification of personality into introvert and extrovert type was proposed by ....

उत्तर जुंग (Jung)

75. TAT का पूरा नाम है....................................

    TAT stands for ....

उत्तर Thematic Apperception Test

76. एक व्यक्ति को एक चित्र दिखा कर उसके बारे में कहानी लिखने के लिए कहा जाता है यह .... व्यक्तित्व टेस्ट है।

    A person is shown a picture and asked to make up a story about it, would be taking a .... personality test.

उत्तर प्रोजेक्टिव (Projective)

77. भय एक प्रकार का ....है।

    Fear is a type of ....

उत्तर संवेग (Emotion)

78. सीखने से व्यक्ति के .... में परिवर्तन आता है।
Learning brings change in the .... of a person.
उत्तर व्यवहार (Behavior)

79. सीखी हुई वस्तु या विषय को याद करना .... कहलाता है।
Remembering things learnt preciously is called as ....
उत्तर पुनःस्मरण (Recall)

80. बाधाओं को दूर कर लक्ष्य की ओर पहुँचाना...........................कहलाता है।
Overcoming obstacles and work towards goal is known as ....
....
उत्तर समस्या समाधान (Problem solving)

81. समाजशास्त्र .... का अध्ययन है।
Sociology is the study of ....
उत्तर समाज (Society)

82. परिवार एक .... समूह होता है।
Family is a .... group.
उत्तर प्राथमिक (Primary)

83. पानी, बिजली या अन्य वस्तुओं की कमी का कारण जनसंख्या का ....
...........................है।
Shortage of water, electricity and other thing is a result of ....
.... in population.
उत्तर बढ़ना (Increase)

84. अपने समूह के बाहर शादी करने को ....कहते हैं।
Marriage outside the group is called ....
उत्तर एक्जोगेमी (Exogamy)

85. उच्च जाति की महिला तथा निम्न जाति के पुरूष के मध्य विवाह को ....
.... विवाह कहते हैं।
Marriage between woman of superior caste and man of lower caste is called ....
उत्तर प्रतिलोम (Pratiloma)

86. जाति के आधार पर समाज के वर्गीकरण को ....कहते हैं।
Classification of society into caste is called ....
उत्तर सामाजिक स्तरीकरण (Social stratification)

87. समाज संबंधो का ताना–बाना है, यह .... ने कहा था।
Society is a web of social relationship is said by ....
उत्तर मैकआइवर (MacIver)

88. संस्कृति के विभिन्न भागों के मध्य जो अंतर संबंध बनता है उस व्यवस्था को .... कहते हैं।

    Difference, existing among different parts of a culture is known as

    ....

उत्तर सांस्कृतिक पैटर्न (Cultural pattern)

89. राजनैतिक दल एक .... समूह है।

    Political party is a .... group.

उत्तर द्वितीयक (Secondary)

90. किसी केन्द्र या स्थान पर एकत्रित मनुष्यों के समूह को .... कहते हैं।

    Group of people collected at a place or centre is known as ....

    ....

उत्तर भीड़ (Crowd)

91. सामाजिक नियंत्रण ....के लिए अति आवश्यक है।

    Social control is essential for ....

उत्तर मानसिक स्वास्थ्य (Mental health)

92. किसी समूह के सम्पूर्ण विचारों आदतों व प्रथाओं को जो एक पीढ़ी से दूसरी पीढ़ी में हस्तान्तरित होते हैं उन्हें .... कहते हैं।

    Thoughts, habits and belief of a group which is passed from one genera-tion to another is called ....

उत्तर परम्परा (Tradition)

93. किसी समाज के स्थिर आचरण की विधियों में बिना पुनरावृत्ति के होने वाले परिवर्तनों को ....कहते हैं।

    Change in the permanent social behavior methods, replacing the old is known as ....

उत्तर सामाजिक परिवर्तन (Social change)

94. सामाजिक नियंत्रण की व्यवस्था का भंग होना या अव्यवस्था का उत्पन्न होना .... कहलाता है।

    Disruption of the social control resulting in disorganization is known as ....

उत्तर सामाजिक विघटन (Social disorganization)

95. वह प्रक्रिया जिसके द्वारा सामाजिक व्यवस्था स्थापित की जाती है उसे .... कहते हैं।

    The process in which management is established and maintained is called ....

उत्तर समाज नियंत्रण (Social control)

TRUE AND FALSE

1. Family is a group but not an institution.

परिवार एक समूह है न कि एक संस्था।

उत्तर गलत

2. Normal IQ is 85–109.

सामान्य बुद्धि लब्धि 85 से 109 तक है।

उत्तर सही

3. Marriage is a socially approved way of establishing a family of procreation.

विवाह प्रजनन मूलक परिवार की स्थापना का समाज द्वारा स्वीकृत एक तरीका है।

उत्तर सही

4. Intelligence is not a factor which affects learning.

बुद्धि सीखने को प्रभावित करने वाला कारक नहीं है।

उत्तर गलत

5. Sociology is the study of social group.

समाजशास्त्र सामाजिक समूहों का अध्ययन है।

उत्तर सही

6. Frustration is negative feeling when one is prevented from reaching a goal.

एक लक्ष्य तक न पहुँचने से उत्पन्न होने वाली नकारात्मक सोच ही कुंठा है।

उत्तर सही

7. Social adaptation begins with birth.

सामाजिक अनुकूलन जन्म के साथ ही शुरू होता है।

उत्तर सही

8. Emotion is a strong feeling.

भावना एक मजबूत सोच है।

उत्तर सही

9. Exogamy is marriage outside the group.

समूह के बाहर विवाह को विजातीय विवाह कहते हैं।

उत्तर सही

10. Learning is a process of modification of behavior.

सीखना, व्यवहार के संशोधन करने की एक प्रक्रिया है।

उत्तर सही

11. A process of acquiring fitness to live in a particular environment is adaptation.

   फिटनेस प्राप्त करने के लिए विशेष वातावरण में रहने की एक प्रक्रिया अनुकूलन है।

उत्तर सही

12. Culture is a learned behavior and it is transmitted from one generation to next generation.

   संस्कृति एक सीखा व्यवहार है और यह एक पीढ़ी से अगली पीढ़ी के लिए फैलता है।

उत्तर सही

13. The members of the society are free from all the rights and duties of the society.

   समाज के सदस्य समाज के सभी अधिकार और कर्तव्यों से मुक्त हैं।

उत्तर गलत

14. Pre historic anthropology deals with the primary man.

   आदि मानव का अध्ययन पूर्व ऐतिहासिक एंथ्रोपोलोजी है।

उत्तर सही

15. Family is the cradle of the socialization of the child.

   परिवार बच्चे के समाजीकरण का पालना है।

उत्तर सही

16. A women unable to have children may engage herself in working with children, it is the example of mental mechanism of identification.

   एक महिला जिसके बच्चे न हो, उसका दूसरे बच्चों के बीच कार्य करना पहचान के मानसिक तंत्र का उदाहरण है।

उत्तर सही

17. Avoidance-Avoidance conflict is attached to two equally attractive goals.

   परिहार बचाव एवं संघर्ष दो समान रूप से आकर्षक लक्ष्यों से जुड़ा हुआ है।

उत्तर गलत

18. The 'Id' is motivated by the pleasure principle.

   इड खुशी सिद्धान्त से प्रेरित है।

उत्तर सही

19. The extroverts are sociable, friendly and not easily upset by difficulties.

   एक्सट्रोवर्ट्स व्यक्ति मिलनसार, मित्रवत और आसानी से कठिनाइयों से घबराते नहीं हैं।

उत्तर सही

20. A habit is the tendency of an organism to behave in the same way it has behaved before.

एक आदत एक जीव की प्रवृत्ति को उसी तरह करना जैसे पहले व्यवहार किया जाता है।

उत्तर सही

21. Sociology is the study of social group.

समाजशास्त्र सामाजिक समूहों का अध्ययन है।

उत्तर सही

22. In secondary group the relationship is formal and superficial.

द्वैतीयक समूहों में सम्बन्ध औपचारिक तथा ऊपरी होता है।

उत्तर सही

23. Normal IQ is 70–80.

सामान्य बुद्धि लब्धि 70–80 होती है।

उत्तर गलत

24. Sigmund Freud formulated the psychoanalysis theory.

मनोविश्लेषण सिद्धान्त को सिग्मंड फ्रॉयड ने प्रतिपादित किया।

उत्तर सही

25. Attention is a selective physical activity.

ध्यान चुनिंदा भौतिक प्रक्रिया है।

उत्तर गलत

26. Learning is a process of modification of behaviour-

सीखना व्यवहार को संशोधन करने की एक प्रक्रिया है।

उत्तर सही

27. Marriage is a socially approved way of establishing a family for procreation.

विवाह प्रजनन मूलक परिवार की स्थापना का समाज द्वारा स्वीकृत एक तरीका है।

उत्तर सही

28. Recollecting means a failure to recall a fact, an idea or a group of ideas.

किसी सीखे हुए विषय का याद न आना, चेतना में न रूकने को स्मरण कहते हैं।

उत्तर गलत

29. Intelligence test is the scientific device of measuring the general mental ability or intelligence.

बुद्धि परीक्षण एक वैज्ञानिक साधन है जिसमें सामान्य मानसिक क्षमता एवं बुद्धि नापते हैं।

उत्तर सही

30. Psychiatry is the medical specialty that is devoted to the study of diagnosis and treatment of mentally ill.

मनोरोग विज्ञान चिकित्सा विज्ञान की शाखा है, जिसका संबंध मानसिक रोगी के अध्ययन, उनके निदान, रोकथाम एवं चिकित्सा है।

उत्तर सही

31. Causes of individual differences are learning and personality.

व्यक्तियों में अंतर का कारण सीखना व व्यक्तित्व होता है।

उत्तर सही

32. Maternity benefit act came in 1984.

मातृत्व लाभ योजना एक्ट 1984 में आया था।

उत्तर गलत

33. Sociology is study of mental health.

सामाजिक विज्ञान में मानसिक रोगों का अध्ययन किया जाता है।

उत्तर गलत

34. Hunger is a type of motivation.

भूख एक प्रकार की प्रेरणा हैं।

उत्तर सही

35. Persona is latin word.

पर्सोना एक लैटिन शब्द है।

उत्तर सही

35. मनोविज्ञान में समाज का अध्ययन किया जाता है।

Psychology is the study of society.

उत्तर गलत

36. समाजशास्त्र में समाज का अध्ययन किया जाता है।

Sociology is the study of society.

उत्तर सही

37. निद्रा एक जैविक प्रेरणा है।

Sleep is a biological motivation.

उत्तर सही

38. साइकोएनालिसिस सिद्धान्त इवान पावलोव ने दिए।

Ivan Pavlov has given the principle of psychoanalysis theory.

उत्तर गलत

39. प्रत्येक समुदाय का एक निश्चित भौगोलिक क्षेत्र होता है।

Each community has its defined geographical area.

उत्तर सही

40. ध्यान एकाग्रता को बढ़ाने में सहायक होता है।
Attention is important to increase concentration.

उत्तर सही

41. मंदबुद्धि व्यक्ति का IQ 90–110 होता है।
IQ level of a mentally retarded person is between 90–110.

उत्तर गलत

42. व्यक्ति के बौद्धिक विकास में वंशानुगत कारक महत्वपूर्ण भूमिका निभाता है।
Intelligence development of a person is influenced by the heredity.

उत्तर सही

43. संकल्प द्वारा लक्ष्यों को प्राप्त नहीं किया जा सकता।
Will will not help in achieving goals.

उत्तर गलत

44. मानसिक रोग के उपचार की उत्तम विधि है मनोसामाजिक विधि।
The best treatment for a psychiatric patient is psychosocial treatment.

उत्तर सही

45. मनोविज्ञान वास्तविक सोच को तर्कसंगत भी मानता है।
Psychology identifies realistic thinking as reasoning.

उत्तर सही

46. पहचानना स्मरण शक्ति की प्रथम प्रक्रिया होती है।
Recognition is the first process of memory.

उत्तर गलत

47. अभ्यास का नियम सीखने का एक नियम है।
Law of exercise is a law of learning.

उत्तर सही

48. अर्न्तद्वन्द एक तनावपूर्ण स्थिति होती है।
Conflict is a stressful condition.

उत्तर सही

49. एक नर्स के लिए समाजशास्त्र पढ़ना अनावश्यक होता है।
Study of Sociology is not important for a nurse.

उत्तर गलत

50. साक्षरता का अर्थ होता है पढ़ने–लिखने की सक्षमता।
Literacy means ability to read and write.

उत्तर सही

51. बढ़ती जनसंख्या का उपलब्ध संसाधनों पर बुरा प्रभाव पड़ता है।
Increasing population has ill-effects on the available resources.

उत्तर सही

52. सामाजिक विघटन द्वारा लोगों की सामाजिक एवं आर्थिक उन्नति होती है।

    Social disorganization causes social and economical growth of people.

उत्तर गलत

53. स्त्री एवं पुरुष का सांस्कृतिक रिवाजों को पूर्ण कर पारिवारिक जीवन में प्रवेश करना विवाह कहलाता है।

    Entering of a male and female into a family life after going through cultural rituals is known as marriage.

उत्तर सही

54. अर्न्तदृष्टि सिद्धांत व्यवहार से संबंधित है।

    Insight theory is associated with behavior.

उत्तर गलत

55. सीखना, धारण करना, पुनःस्मरण करना तथा पहचानना स्मरण शक्ति के तत्व हैं।

    Learning, retention, recall and recognition are components of memory.

उत्तर सही

56. यदि ऐच्छिक ध्यान का अधिक अभ्यास या प्रशिक्षण किया जाए तो वह आदतन ध्यान बन जाता है।

    Voluntary attention if practice and exercise can be changed into habitual attention.

उत्तर सही

57. सामाजिक मूल्य सामाजिक नियंत्रण को कमजोर बनाते हैं।

    Social value weakens the social control.

उत्तर गलत

58. समुदाय एक समाज नहीं होता है बल्कि समाज के अंदर एक संगठन होता है।

    Community is not a society, but an organization under society.

उत्तर सही

59. निरंतर सामाजिक गतिशीलता मानव स्वास्थ्य के लिए हानिकारक होती है।

    Continuous social mobility is harmful for human health.

उत्तर सही

60. परिवार व्यक्ति के लिए प्राथमिक समूह होता है।

    Family is a primary group of a person.

उत्तर सही

61. ट्रायल एवं एरर थ्योरी एडवर्ड–एल–थार्नडायक ने दिया था।

    Trial and error theory was given by Edward L. Thorndike.

उत्तर सही

62. प्रतिमा से चिन्तन में तेजी आती है।

Image enhances thinking process.

उत्तर सही

63. मानसिक रूप से स्वस्थ व्यक्ति अपने गुणों और सीमाओं का सही आँकलन नहीं कर सकता है।

Mentally healthy person cannot evaluate his qualities and limitations.

उत्तर गलत

64. एक स्त्री जब एक ही व्यक्ति से विवाह करती है तो इसे पोलीगायनी कहते हैं।

When one woman is married to one man, then this is called polygyane.

उत्तर गलत

65. 18 वर्ष से कम आयु के बच्चों के अपराध को जुविनायल डेलीक्वेन्सी कहते हैं।

Antisocial behavior committed by young people under the age of 18 years is called juvenile delinquency.

उत्तर सही

66. हिन्दू मैरिज एक्ट को वर्ष 1955 में लागू किया गया।

Hindu marriage act was passed in year 1955.

उत्तर सही

67. स्मरण शक्ति तीन प्रकार की होती है।

Memory is of three types.

उत्तर सही

68. किसी व्यक्ति का स्वास्थ्य उसकी स्मरण शक्ति को प्रभावित नहीं करता है।

Health of a person does not affect his memory.

उत्तर गलत

69. सीखने एवं समझने में तीव्रता को एप्टिट्यूड कहते हैं।

Aptitude means quickness in learning and understanding.

उत्तर सही

70. खुश एवं तनावमुक्त रहना कुंठा की विशेषता है।

Characteristic of frustration is happiness and relaxation.

उत्तर गलत

71. मानव की मनः–स्थिति को भावना कहते हैं।

Stirred-up state of human is known as emotion.

उत्तर सही

72. जनरल एडेप्टेशन सिंड्रोम, हॉन्स स्लाय ने 1945 में दिया।

Hans Selye gave general adaptation syndrome in 1945.

उत्तर सही

73. अवबोधन की गलती को मतिभ्रम कहते हैं।
Error of perception is called hallucination.
उत्तर सही

74. स्मरण शक्ति के चले जाने को स्मृतिलोप कहते हैं।
Loss of memory is called amnesia.
उत्तर सही

75. लोगों की आर्थिक स्थिति द्वारा जाति को निर्धारित किया जाता है।
Caste is determined on the basis of economic status of the people.
उत्तर गलत

76. मासलो ने व्यक्तियों को बहिर्मुखी तथा अंतर्मुखी रूप में विभाजित किया जाता है।
Maslow classified individuals as extroverts and introverts.
उत्तर गलत

77. जाति परिवर्तनीय है।
Caste is changeable.
उत्तर गलत

78. संस्कृति का हस्तान्तरण नहीं होता है।
Culture is not transmitted.
उत्तर गलत

79. सीखना एक निष्क्रिय प्रक्रिया है।
Learning is a passive process.
उत्तर गलत

80. मैकाइवर व पेज ने समाज को संबंधो का मकड़जाल कहा है।
According to MacIver and Page "society is a web of relation"
उत्तर सही

81. विवाह प्रजनन मूलक परिवार की स्थापना का समाज द्वारा स्वीकृत एक तरीका है।
Marriage is a socially approved way of establishing a family of procreation.
उत्तर सही

82. व्यक्तित्व एक व्यक्ति को दूसरे व्यक्ति से अलग करता है।
Personality enables a person to stand out, distinct from others.
उत्तर सही

83. शहर या राष्ट्र द्वितीयक समूह होता है।
City and Nations are secondary group.
उत्तर सही

84. अच्छा शिष्टाचार किसी नर्स के मानसिक रूप से स्वस्थ्य होने का संकेत है।
Good manners are indication of mental health of nurse.
उत्तर सही